总主编◎张颢瀚　汪兴国

人文社会科学通识文丛

关于**中药文化**
的100个故事

100 Stories of
Chinese Herbs

陈贤正◎编著

U0250156

南京大学出版社

图书在版编目(CIP)数据

关于中药文化的 100 个故事 / 陈贤正编著. -- 南京：
南京大学出版社，2018.9 重印
（人文社会科学通识文丛 / 张颢瀚，汪兴国主编）
ISBN 978 - 7 - 305 - 13149 - 3

Ⅰ．①关…　Ⅱ．①陈…　Ⅲ．①中草药—青少年读物
Ⅳ．①R28 - 49

中国版本图书馆 CIP 数据核字(2014)第 084481 号

本书经上海青山文化传播有限公司授权独家出版中文简体字版

出版发行　南京大学出版社
社　　址　南京市汉口路 22 号　　邮　　编　210093
网　　址　http://www.NjupCo.com
出版人　左　健
丛 书 名　人文社会科学通识文丛
总 主 编　张颢瀚　汪兴国
执行主编　吴颖文　王月清
书　　名　关于中药文化的 100 个故事
编　　著　陈贤正
责任编辑　戚宛珺　李鸿敏　　　编辑热线　025 - 83593947
照　　排　南京南琳图文制作有限公司
印　　刷　南京京新印刷厂
开　　本　787×960　1/16　印张 13.75　字数 255 千
版　　次　2014 年 1 月第 1 版　　2018 年 9 月第 2 次印刷
ISBN　978 - 7 - 305 - 13149 - 3
定　　价　28.00 元
发行热线　025 - 83594756　83686452
电子邮箱　jryang@nju.edu.cn

前　言

　　每一味中草药，都蕴含着一个妙趣横生的传说，一段动人心魄的故事。它是中国传统文化的瑰宝，也是世界医药宝库中一颗璀璨的明珠。中药与中华民族的繁衍生息密切相关，从远古时代的神农尝百草，到现代将中药用于食疗、航天事业、防治核辐射、攻克艾滋病等等，中药已经渗透到人们生活的诸多方面。

　　中药是用来防病治病的，与人类的健康息息相关，这可以成为我们了解中药、认识中药的出发点。但相对于专业的术语、晦涩的理论而言，读者更愿意在轻松愉悦的氛围中学习到有关中药的常识。为此，我们撰写了《关于中药文化的100个故事》。

　　本书共收集100味中药的故事和传说，根据养命、养性、治病三类功效将其分为上篇、中篇和下篇，分别介绍了每味中药的药性、功效、产地以及关于它们的故事和传说，图文并茂。这些小故事和传说融药学、史学、文学于一炉，集知识性、趣味性、实用性于一体，取材广博，妙趣横生。既能丰富大家对中药文化的知识，又能帮助中医药初学者阅读学习，还可做为医药院校师生和中医药相关专业的临床、教学、科研人员的参考书。

　　作者寄望本书能够帮助更多的读者科学、全面地认识中药，开心享用这一份丰厚的文化快餐。

目　录

上　篇

1

中 篇

下 篇

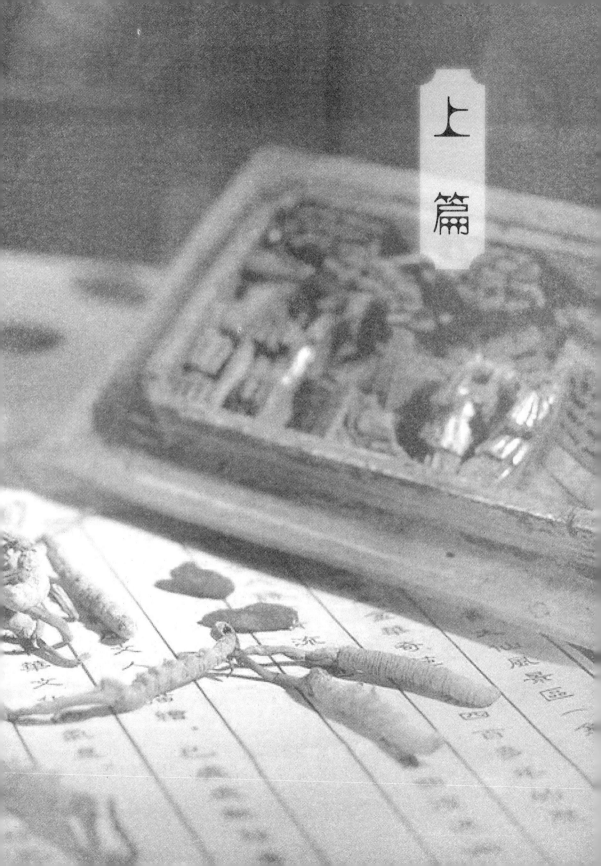

上篇

补虚第一数人参

【药名】人参
【药性】甘、微苦，平。归肺、脾、心经。
【功效】大补元气，补脾益肺，生津，安神益智。
【产地】主产于吉林、辽宁、黑龙江。以吉林抚松产量最大，质量最好，称吉林参。

　　从前，在长白山下的镜泊湖边住着许多人，过着男耕女织，牧羊放马，和谐安宁的部落生活。白天，年老的长者会在部落里最古老的大树下给可爱的孩子们讲一些不知从何时流传下来的神话故事；年轻的小伙子耕田栽种或者牧羊放马；年轻的姑娘们或者在家纺布染色，或者在外采摘。晚上，大家都会安静地享受月光、湖水等一切自然的恩赐。人们的生活很自在，很幸福。

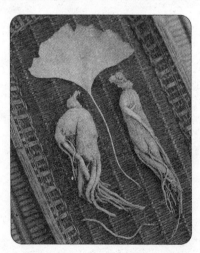

　　部落里有个年轻人叫马千里，因为机智聪明、勤劳勇敢而受到大家的欢迎。有一天，当他在山上驯养马匹时，忽然听见远处传来呼喊声："救命啊！救命啊……"

　　他循着声音传来的方向，手里拎着套马杆，迅速地找到了需要帮助的人——在山坡上，一只凶猛的老虎正扑向一位年轻的姑娘，情况很紧急，马千里想都没想就把手里的套马杆子用力地扔向老虎。这一扔，激怒了饥肠辘辘的老虎，它转身扑向不远处的马千里，马千里急中生智，用马鞭猛劲地向老虎"啪，啪，啪"地抽去。因为疼痛，老虎的进攻比之前更凶猛了，但都被马千里机灵地躲过。没过多久，族长带着部落里众多人马赶来了，最终老虎仓皇而逃。

　　原来，刚才被救的那个姑娘叫娟娘，她是到山上采摘野果的。此时，因为惊吓过度，娟娘已经不省人事了，人群中有位略懂得医术的人说道："娟娘估计是元气大伤,只有长白山上的老山参能治好,而且要尽快,不然会有生命危险的。"望着脸色苍白的娟娘,大家都在发愁,因为长白山上到处是豺狼虎豹,谁都不敢去。这时,马千里站了出来,对族长说:"如果大家相信我,我愿意冒险去长白山采人参。"大家都用敬佩的眼光看着马千里,并且在心里默默地为他祈祷。经过简单地准备后,马千里出发了。

马千里骑着族长赠送的千里马不久就来到了长白山下,把马儿安顿好后,带着准备好的干粮和水,进山了。寻找山参的过程是艰辛的,他的草鞋穿烂了,他的腿被野狼咬伤了,他的手被满山的荆棘划破了,但他没有放弃,咬着牙,忍着痛,继续寻找。后来带来的干粮也吃完了,他依旧没动摇,一直靠吃山里的野果度日。也许是他的诚心感动了上苍,在他精疲力竭的时候,发现了一棵红花绿叶的大山参,他顿时精神倍增,小心翼翼地在人参茎上系上红绳,挖出了老山参,飞也似的沿原路返回,骑上千里马以最快的速度回到部落。娟娘已经昏迷了好多天了,当她喝下用野山参煎熬的药汤后,没过多久就苏醒,经过一段时间的调养,慢慢恢复。

当娟娘得知是马千里不畏艰难险阻去长白山为她寻找到救命的野山参时,她被马千里深深的感动,已经默默喜欢上了这个勇敢的小伙子。后来经过大家的牵线,娟娘和马千里成亲,从此,马千里就经常在山里采集人参和其他中草药为村民治疗疾病。

人参能大补元气,拯危救脱,为治虚劳第一要品,故常用于元气欲脱,神疲脉微之症。凡大病、久病、失血及汗、吐、下等导致脸色苍白,精神委靡,脉动微欲绝者,均可急用本品一味煎服。凡脾虚食欲不振,面黄肌瘦,倦怠乏力者,可与白术、茯苓、甘草配伍,补中益气。

知识延伸

人参虽好,也有禁忌,服用人参时应注意:不可同服萝卜、浓茶;煎煮时,忌用铁、铝等器具;凡常有低热、口燥、心烦、便秘、鼻出血等"火热"症者慎用;长期服用人参会出现异常兴奋、失眠、血压升高等症,所以需遵医嘱,不可随意滥用。

苦口良药话黄连

【药名】黄连
【药性】苦、寒。归心、脾、胃、胆、大肠经。
【功效】清热燥湿，泻火解毒。
【产地】主产于四川、云南、湖北等地。

从前，在四川大巴山下有位姓陶的郎中，他一直都潜心研究中医，也时常上山采挖药材，平日里给不少老百姓治好过病。很多人都想把自己的孩子送到陶郎中那学医。陶郎中家后面有一个很大的药园子，繁忙的时候自己和家人都顾不过来，所以他一直在找寻帮工。经过层层筛选与慎重考虑，最后老实厚道、忠诚勤奋的阿连成了陶郎中的徒弟。

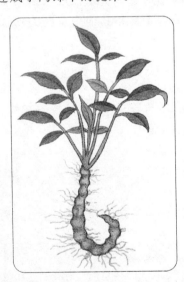

每天，阿连都起早贪黑地在园子里浇水锄地、栽种中药。遇到空余时间时，就跟师父出门看看病，过得很充实。陶郎中对阿连也十分满意。很快冬天来临了，正月的一个早晨，陶郎中和阿连上山找药，放眼望去满山白雪皑皑，冷气袭人。在下雪天找药是件十分困难的事，当找了很久依旧没发现什么时，他们决定回家。突然，一片开着绿花的小草出现在他们眼前，陶郎中经过仔细辨认，还是没能识别出那小草是何物。但是他想，能在如此寒冷的天气里，独自开出这般鲜艳花朵的植物一定有不寻常之处，他们便挖了一些带回家。

春天来了，移栽在药园里的小草在阿连的精心照料下长了绿油油的一大片。陶郎中有一位聪明伶俐的女儿阿妹，在一天早晨突然得了一种怪病，全身燥热，上吐下泻，没几天时间就晕过去了。这时碰巧陶郎中在外出诊还没回家，阿妹的母亲急得团团转，不知如何是好。阿连心中也很焦急，因为在陶郎中家的这段日子里，他已经深深地喜欢上善良的阿妹。

阿连忧心忡忡地走到药园子里，眼前一片生机盎然的绿色也丝毫不能改善心情。突然，他想起来，前不久他喉咙肿痛，吃了不少药都不见效，偶尔摘了一片从雪地里带回来的那些小草的叶子随便嚼了一下，那叶子苦得他直吐舌头，但过了不久他的喉痛减轻了一些。接下来的几天他都嚼几片这种叶子，喉痛就在不知不觉中好了。

"阿妹全身发热，这种小草是从雪地里找回来的，也许会对她的病有所帮助。"阿连一边兴奋地想着一边跑出找师母说了自己的想法，师母觉得阿连的话有一定的道理，而且现在情况十分危急，便同意了阿连的看法。于是，阿连立刻跑进药园子，挖了些小草，煎成汤药，给阿妹喂下。谁都没想到，这药真能发挥效果，昏迷的阿妹下午就苏醒了。继续吃了两天药后，阿妹基本痊愈了。

陶郎中回家得知这件事后，给女儿把了把脉，知道女儿患的是肠胃热病，一定要用清热解毒的药才能治好，连连夸赞阿连肯动脑筋。经过实践，证明那些开绿花的小草确实是清热解毒、泻火止痛的良药。因为是青年园工阿连（原名黄连）发现的，所以陶郎中给它取名"黄连"。后来，陶郎中见阿妹与阿连两人情投意合，便把阿妹许配给了阿连，两人不久便喜结良缘。后人赞美道："良药苦口数黄连，绿花争艳正月间，清热解毒除沉疴，苦尽甜来结良缘。"

黄连大苦大寒，清热燥湿之力胜于黄芩，由于长于清中焦湿火郁结，善除脾胃大肠湿热，为治湿热泻痢要药；可泻火解毒，尤善清心经实火，用于热盛火炽、高热烦躁。黄连恶菊花、芫花、玄参、白鲜、白僵蚕；畏款冬；忌猪肉。胃虚呕恶，脾虚泄泻，五更肾泻者，均慎服。

止血补血话阿胶

【药名】阿胶
【药性】甘，平。归肺、肝、肾经。
【功效】补血，滋阴，润肺，止血。
【产地】以山东、浙江、江苏等地产量较多。古时以山东省东阿县而得名。

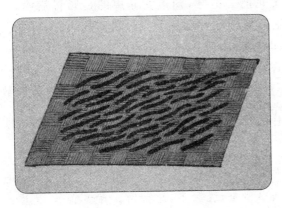

在很久以前，人间的罪恶行为越来越猖獗，天神也因此心情不佳，他决定惩罚一下罪恶的人们，于是在人间突然出现了一种令人恐惧的疾病，患上这种病的人都会出血而亡，一时间死亡的味道弥漫在所有人的周围。

当时，在山东有个叫阿娇的姑娘，聪明伶俐，为人正直，敢做敢为。在她小的时候父母就不幸去世了，留下年幼的弟弟和她相依为命。为了生存，更为了养活弟弟，阿娇从小就培养了独立的性格以及干练的处事能力。她和弟弟的生活虽然不怎么富裕，但一直都很和睦幸福。直到这一次，弟弟不幸患上了这种可怕的疾病。阿娇找了很多医生，但他们看过后都只是摇摇头……阿娇心急如焚，却无计可施。

一天晚上，善良的阿娇因为担心弟弟的病而睡不着，便起床出来走走。无意间走到了山神庙，她走了进去，跪在菩萨面前悲痛地诉说着弟弟的病情，她说自己不能失去唯一的弟弟。天上的神仙听见了她苦苦的哀求，为之动容。据他们了解，阿娇平时是一个明白事理、尊敬长辈的姑娘，况且很多坏人已经得到了相应的惩罚，不应该牵涉太多无辜。于是，天神决定帮帮阿娇。

就在那天夜里，在阿娇的睡梦中，她听见一位白胡子老人对她说："你不要太担心，你弟弟的病是可以治好的。要治这种病，必须用吃狮儿山草、喝郎溪河水长大的毛驴的皮才行。"白胡子老人说完这些后就消失了。阿娇一时兴奋醒了过来，才发现原来是一场梦，但梦中的一言一语她都记得很真切。她想，只要能救弟弟和大家，无论如何都要试试找到那头驴。

把弟弟托付给邻居后，阿娇便出门找寻那头驴，她独自一人昼行夜宿，餐风饮露，沿途打听，终于就在附近有个王员外养了一群这样的驴。原来，王员外平日里最喜欢吃驴肉，但对驴肉很挑剔，所以他叫家仆特意养了这样一群只吃狮儿山草、喝郎溪河水的驴。

阿娇打听到王员外的家后，立刻去找王员外，向他说明了一切并且恳请他为了大家的病把那些驴贡献出来，大家一定会很感激的。但王员外是个狡猾吝啬的小人，不愿答应，又担心正面拒绝落下个难听的名声。于是，他对阿娇说："养那些驴我可是花了不少成本的，你说驴皮能治病要我怎么相信你呢？""要我怎么做你才能相信？"阿娇诚恳地问。"要我相信你不难，只有一个条件，那就是必须只由你一个人将驴处死！"在场的人都为之一惊，因为这些驴平时都穿山越涧，如履平地，很难驯服。阿娇明白这一点，但是一想到大家被怪病折磨的痛苦和惨死的情形，毫不犹豫地便答应了。经过奋力拼搏，阿娇终于处死了毛驴，大家喝了驴皮熬成的药胶后都逐渐康复了。后来，大家为了纪念阿娇所做的一切，便将驴皮熬的胶称为"阿胶"。

阿胶为补血之佳品，用于血虚萎黄，眩晕，心悸等，并常与熟地黄、当归、黄芪等补益气血药同用。它止血作用良好，用于多种出血症，对出血而兼见阴虚、血虚症者，尤为适宜。阿胶还能滋阴润燥，用于阴虚症及燥症。

知识延伸

阿胶素与人参、鹿茸齐名而并称为"中药三宝"，为滋补之药品。该药为山东省名优特产中药品种，1915年曾获巴拿马万国博览会金奖。阿胶为黏性质地，入煎剂时易影响其他药物有效成分的煎出，所以在入汤剂时，都注明烊化冲服，或用开水、黄酒化服。阿胶性质黏腻，有碍消化，所以脾胃虚弱、不思饮食或纳食不消化以及呕吐泄泻者，应慎用或忌服。

调和诸药唯甘草

【药名】甘草
【药性】甘，平。归心、肺、脾、胃经。
【功效】补脾益气，祛痰止咳，缓急止痛，清热解毒，调和诸药。
【产地】主产于内蒙古、新疆、甘肃等地。

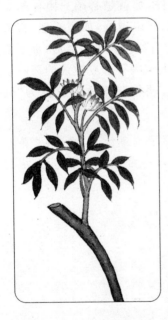

从前，在一个小山村里有位小有名气的郎中，他为人很热情，无论什么情况下都乐于为大家看病，远近只要有人生病了都会找他诊治。有一次，邻村有个病人病得很严重，起不了床，他的家人便到郎中家把他请了过去。

正值开春不久，天气变化无常，很多人都患了各式各样的病。郎中一走，就有几个病人到他家来找他看病，后来，陆陆续续地又来了一些。郎中的妻子对大家说："今天一大早，我丈夫出门去看病了。也没说什么时候回来，大家不用在这里等，等他回来再过来吧！"有的人听说郎中不在便走了，有的人恳求郎中的妻子："我们家离这里很远，来一趟不容易，现在田里的活都等着我们回去做啊！这病多拖一天我们的损失就多一些啊！"

郎中的妻子见大家说的都是实情，她也不想大家白跑一趟，于是她便寻思着，平时丈夫给人看病发药，不就是一包一包的草药吗？我去找点草药先应付一下他们不就行了。找来找去，妻子发现家里现在没有那么多的干草药。就在她发愁的时候突然看见灶前烧火的地方有一大堆的草棍子，之前她曾经咬过一次那种杆，觉得有一股甜甜的味道，就用那种杆给大家包药吧！

于是，她便把那一捆捆的草棍子用刀切成一小段一小段的，用纸包成一包包的，一一发给那些来看病的人，说："这是我丈夫临走前留下来的药，你们拿回去用它煎水喝，希望对大家的病有所帮助。我也不清楚这药怎么个卖法，等下次大家再过来时问问我丈夫再付钱吧!"那些早就等得着急了的人们一听都很高兴,每人拿了一包药致谢告辞而去。

过了些日子,有些人来给郎中送还药钱,郎中一时没弄明白,问:"什么时候我给大家开过药啊?"站在旁边的妻子顿时想起她忘了跟丈夫讲那天的事,于是,她低声对丈夫把事情解释了一番,郎中才明白。

事后,他问妻子给病人吃的什么药,妻子拿来一根烧火用的干草棍子说:"我给他们的就是这个。"后来,细心的郎中又特意去问了一下那些人,他们之前患的是什么病,有的咳嗽痰多,有的脘腹、四肢疼痛,有的痈疽疮疡……自从他们吃了那药之后病全好了。郎中大吃一惊:"这种草药真神奇,居然把各式各样的病症都给治好了。"

从那以后,郎中便把那种烧火用的"干草棍子"当作中药使用,又经过长期的实践发现这种"干草棍子"不仅单用能治百病,而且搭配配药方时能发挥很大的调和作用,于是赠予"国老"之美称,意思即此药可以调和百药,并且由于它味道甘甜,予以它一个药名"甘草",一直沿用到今天。

甘草补脾益气,滋咳润肺,缓急解毒,调和百药。临床应用分"生用"与"蜜炙"之别。生用主治咽喉肿痛,痈疽疮疡,肠胃道溃疡以及解药毒、食物中毒等;蜜炙主治脾胃功能减退,大便溏薄,乏力发热以及咳嗽、心悸等。

咽喉肿痛者,可单用煎服,亦可与桔梗同用,以增解毒利咽之功。

知识延伸

甘草调和诸药量宜小,做为主药量稍大,用于中毒抢救量宜大;若脾胃虚弱,中气不足,气短乏力,食少便溏者,常与人参、白术、茯苓同用;脾胃虚寒,脘腹挛急作痛者,可与桂枝、芍药、饴糖配用,以温中补虚,和里缓急;外感风寒咳嗽者,常与麻黄、杏仁同用;有增甜、增香的作用,多用作食品、饮料和糖果的调味。

宫廷食补话茯苓

【药名】茯苓

【药性】甘、淡，平。归心、脾、肾经。

【功效】利水消肿，渗湿健脾，宁心。

【产地】主产于云南、安徽、湖北、河南、四川等地，野生或栽培。

柳宗元是唐代著名的文学家、思想家。他在诗文上的造诣是众所皆知的，在柳宗元的众多作品中，有一篇名为《辨茯神文并序》的文章可能不为大家所熟悉，这篇文章的创作涉及一小段故事。

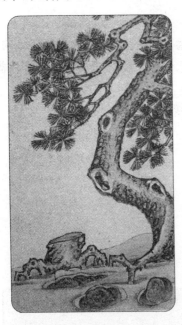

有一天，柳宗元突然患病了，全身上下不舒服，腹部胀闷，偶尔会泄泻，并且时常伴有心慌。于是，他便去医馆找医生看病。医生一把脉，一看舌苔，便说道："你的病是由心脾两虚所引起的，用茯苓煎汤，喝上几剂就没大碍了"。恰好那天医馆所存的茯苓卖完了，医生便开了药单叫柳宗元去药店买。柳宗元谢过医生后便出门去药店。

来到街上，柳宗元发现时间还早，药店离医馆也不是很远，他便踱着小步，边走边看看街上的各种货品。街上的小贩很多，卖什么的都有，各种叫卖声不绝于耳，突然他听见："茯苓啊！上好的茯苓！"柳宗元寻声望去，见一个山里人打扮的年轻人在那里叫卖，他的面前摆放着几个很大的茯苓，他便走了过去。"这茯苓好吗?"柳宗元拿起一个在手中仔细端详。"这可是上好茯苓，我昨天刚从山里采回来的，很新鲜，药用价值特别高。"卖药人一口气把他的茯苓夸得没有比这更好的，柳宗元根本就不会鉴别，听卖药人说好，再看那茯苓个挺大的，也很新鲜，便想药店都是些陈货，效果肯定没这些好，于是就买了一些回家。

回家后他叫人把茯苓洗干净，煎成药汤，一天喝三次。喝了两天后，感觉自己的病情不但没有缓解,反而更加严重,家人很着急,以为医生诊断有误。于是,便派人去请医生。那医生听说后,感到十分诧异,一路上都在想出了什么问题啊?

医生来到柳宗元家中后,又重新给他诊治了一遍,和两天前的病情差不多,只是更严重了。医生便问柳宗元的家人:"你们是用茯苓煎的药吗?"家人连连点头,"那药还有吗?给我看看。""没了,刚才服下的是最后一剂了。"家人回答道。"药渣还没倒掉吧!赶紧带我去看看。"煎药的下人正准备把药渣倒进院子外的水沟里,医生连忙阻止了他,拿过药罐子细看了看说道:"果然不出我所料,这哪里是茯苓啊!你们煮的是老芋头,一定是有人为了赚钱故意将芋头雕刻成茯苓的样子,以假充真,卖给你们了。"

后来医生便从自己的医馆里拿了些真正的茯苓给柳宗元治病,过了一段时日,柳宗元便痊愈了,想到自己这次因为买了假药险些丢了性命,柳宗元觉得很气愤,于是便去街上找那个买药的人,希望当场揭穿他,以免其他的人上当受骗。可是他一连去了好几次,都没见到那个卖药人的踪影,估计早已溜之大吉。这样,柳宗元便更为郁闷,挥笔写了一篇《辨茯神文并序》,借此告诫后人务必慎重辨别事情的真假,以免求福得祸。

茯苓,又名茯神、松苓、松薯,是一种菌类中药,为多空菌科茯苓的干燥菌核。它是一种药食两用的珍品,主要寄生在松科植物赤松或马尾松的根上。茯苓甘补淡渗,性平作用和缓,无寒热之偏,故可用治寒热虚实各种水肿;能健脾补中,用于脾虚诸症;益心脾而宁心安神,用于心悸,失眠。

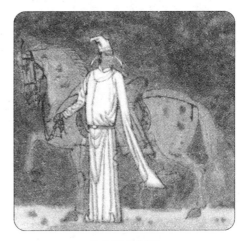

柳宗元的画像

丹炉仙药话朱砂

【药名】朱砂

【药性】甘、微寒。有毒。归心经。

【功效】清心镇惊,安神解毒。

【产地】主产于湖南、贵州、四川、广西、云南等地。

古时候有一种癫狂病,当时的医生都没法治,但是装神弄鬼的方士却可以不费吹灰之力将它治好。那时候人们也大多迷信,有了病也不去求医,而是选择去找方士。因此,一时之间,医生看病的科学性遭到了空前的挑战。

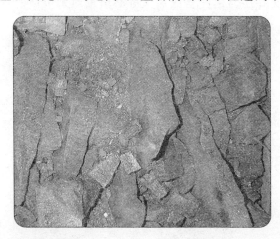

但迷信总归是迷信,总有出问题的时候。就有这么一个秀才,因为懂得几分医术,便怀疑了:"看病救人这里面的学问可深着呢!就凭那些整天不学无术,就知道画符念咒、装神弄鬼的方士,怎么会把人给治好呢?肯定有什么秘密。"于是,他慢慢琢磨、反复思考,最后想出了一个绝妙的方法,来寻找事情的真相。

一天,秀才先跟他的媳妇商量,告诉她该如此这般,交代清楚后就开始实行计划。秀才的妻子去找方士,哭着告诉他说她的丈夫得了癫狂病。方士很是高兴,以为又有钱挣到手,急忙来到秀才家。进门后,只见秀才衣衫不整,披头散发,躺在地上耍赖,无论妻子怎么劝说就是不肯坐到床上去,疯疯癫癫道:"哈哈,我是天兵天将,玉皇大帝派我来此捉拿你们这群妖魔鬼怪去上天受罚,见了本神还不快快跪下……"

方士见此般情景心中暗暗偷乐,毫不怀疑,心想:"秀才果然疯了,今天有钱拿了,哈哈!"于是,他对秀才夫人说:"你相公患的是癫狂病,看他的样子已经病得不轻了,不过你放心,我能治好,只是这个价钱……"秀才夫人听方士如此说,知道他已经上当了,于是,装着很急切的样子说:"钱的问题您放心,只要能治好相公,我就算倾家荡产也给足您"。方士听秀才夫人如此说,心中便安定了,于是吩咐她准备火把、松香之类的东西,他要设坛施法为秀才祛除病魔。

只见方士点燃火把与松香,端一碗净水放在桌上,再拿起一张画好的符,嘴里还念念有词:"天灵灵,地灵灵,一天三朝过往神。过往神,有神灵,鬼使神差下凡尘。吾奉太上老君急急如律令,为你驱鬼来治病,只要喝下这符水,妖逃鬼散病除根"。

他在一团浓烟缭绕之中将那张符挂在了右手拿着的桃木剑上,念完之后,准备烧符化水,不料这时,秀才噌的一下从地上跳了起来,以迅雷不及掩耳之势把那张符纸抢了过来,并对方士一阵拳脚相加,嘴里大声骂道:"这是哪里来的混账东西,竟然在我的眼前放肆,来人,将他轰走。"

方士被踢倒屁股着地,"哎哟哎哟"地叫痛,好不容易爬起来,门却被秀才的妻子关紧。他本想进屋理论一番,又一想这人病成这样了,估计也没得治,何必去做这种吃力不讨好的事呢。于是,便郁闷地离开了。

屋里,秀才研究着方士留下的东西。他先把那碗水喝了一口,什么味道也没有,道:"这确实是碗净水,肯定不是这碗水在起作用。"再看看符纸,也没什么稀奇的,秀才疑惑:"奇怪,这都不治病啊!究竟什么才起作用呢?"反复仔细检查方士留下的物品,不断推敲,最后,他盯住画符用的朱砂了:"莫非就是它能治癫狂病?"第二天,他找到一个得癫狂病的人,把他带到自己家,用一点朱砂放在水里给他喝。当场,病人的癫狂就缓解了许多。那人又继续服用,不几天,癫狂病便痊愈了。

这样,聪明的秀才知道了方士的"驱鬼"治癫狂病,并不是画符念咒在起什么作用,只不过是因为符上的朱砂有药性。从此以后,被方士用来画符的朱砂,在埋没多年后,终于成了一味广泛用于治疗癫狂病的中药。

朱砂甘寒质重,专入心经,寒能清热,重能镇怯,所以朱砂既可重镇安神,又能清心安神,最适心火亢盛之心神不宁、烦躁不眠等症。

清肝明目决明子

【药名】决明子
【药性】甘、苦、咸，微寒。归肝，大肠经。
【功效】清热明目，润肠通便。
【产地】中国南北各地均有栽培，主产于安徽、广西、四川、浙江、广东等地。

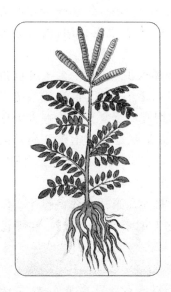

从前有个秀才，年轻时为考取功名，夜以继日地刻苦读书，无奈时运不佳，连考几年都没能考中。秀才眼看着时间就这样白白耗尽，加上身体越来越差，最后放弃了心中一直以来为官的梦想，回村中私塾给孩子们教书。由于长期用眼过度，秀才不到六十岁两眼就几乎全瞎了。无儿无女的他自从眼睛模糊后，生活更加困顿，几乎做不了什么事，只得依靠之前存下来的钱财度日。没事的时候，便坐在自家门口晒着太阳，回忆着自己一生的点点滴滴，偶尔也会给门前的花花草草浇浇水。

有一年春天，阳光明媚，万里无云，秀才又像往常一样搬出自己的大躺椅，准备在门口享受阳光的温暖。当他刚躺下时，有个人走到他面前礼貌地问道："老人家，我是从南方过来收购药材的药商，我看中了你家门口的那几株草药，不知道您可否将它们卖给我？"

瞎秀才眯着眼睛试图看清楚眼前这位药商，模模糊糊地他看到了个大概，说道："你说的是哪些？"药商指了指瞎秀才面前不远处的几丛草，瞎秀才问："你给多少钱啊？"药商笑着说："比一般药草价格高些我都愿意出。"瞎秀才见药商肯出这样的价买那几株看上去不怎么起眼的野草，想必它一定是珍稀草药，反正自己现在也不缺钱少粮，于是秀才对药商说："我还没见过这些草药开花结果，不卖了。"药商游说了一番，瞎秀才坚持不卖，药商只好失望地离开了。

　　从那以后,瞎秀才便十分悉心地照料着门前的那几株草药,时常给它们浇浇水,松松土,一心期待着它们快点成长。过了段日子,那位药商又回来了,看到那些草药已经长大了不少,并且开着金黄色小花,心里更想买下。于是,药商对瞎秀才说:"我即将离开此地,顺道过来看看这些草药。没想到都已经长这么高了,您说个价吧! 多少钱我都能出。"瞎秀才这次更加舍不得卖了,回答说:"多少钱我都不卖,我一定得亲眼看着它结果。如果你愿意明年再来吧! 到时候我给你一些种子。"药商明白买下草药是没希望了,只得有机会再过来。

　　秋天到了,门前的那些草药结出了很多菱形、灰绿色有光亮的种子。瞎秀才很开心,把那些种子采摘下来晒干,晒干的种子散发出了阵阵清香,于是瞎秀才便抓了一小把放在水杯中泡茶喝,一杯茶下肚瞎秀才感觉整个人神清气爽,口有余香,于是,自那以后秀才便每日喝一杯药茶。不知不觉中瞎秀才发觉自己看东西越来越清晰了,他寻思着是不是每天喝药茶的缘故,但也不敢肯定。

　　一转眼,一年的时间过去了。春天再次来临,瞎秀才在门口种了更多的草药。一天,那位药商又来了,看见瞎秀才眼睛似乎比以前好了许多,便惊奇地问道:"老人家,我是来买草药的。您的眼睛是吃了什么药治好的啊?"瞎秀才笑着回答:"我给你准备些许草药的种子。大概是喝了那些种子泡的茶,眼睛慢慢变好的。""我听父辈们说那些草药是治疗大便秘结的良药,想不到它还具有明目的作用,真是好药材啊!"药商大大称赞那些草药。"它叫什么名?"秀才好奇地问药商。药商一时也愣住了:"我父辈只是教我认识这种草药,并没有提及过它的名字。"秀才想了一下,觉得自己双目复明都是它的功劳,于是便说道:"不如叫'决明子'吧!"药商听了觉得很贴切,便认同了。

　　从此以后,药商便把"决明子"带回南方广为种植。不久,由于"决明子"功效显著,成为了一味常用中药。人们还用"愚翁八十目不瞑,日数蝇头夜点星,并非生得好眼力,只缘长年饮决明"来夸赞它。

　　决明子苦寒泄热,甘咸益阴,既能清泄肝火,又兼益肾阴。肝开窍于目,瞳子属肾,故为明目佳品,虚实目疾,均可应用。山西民间俗称其"千里光",也是对决明子明目功能的肯定和赞誉。正因为如此,决明茶成为中国传统的保健饮品。加上决明子有润肠通便的作用,可改善老年人常有的便秘症状,既明目又通便,乃大有裨益。

丑宝不丑话牛黄

【药名】牛黄
【药性】甘、凉。归心、肝经。
【功效】化痰开窍,凉肝息风,清热解毒。
【产地】主产于北京、天津、内蒙古、陕西、新疆、青海、河北、黑龙江等地。

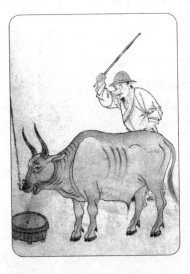

传说在战国时期,有位名医叫扁鹊。扁鹊的一位名叫阳文的邻居患了中风偏瘫。有一天,在外行医的扁鹊回到了家乡,得知扁鹊回来的消息后,阳文的儿子阳宝立即过去把父亲患中风偏瘫的事说了一遍,并请扁鹊去为父亲看病。

扁鹊听后大吃一惊,立刻和阳宝赶了过去。在仔细诊断之后,在暂时还没想到好的方法之前,扁鹊决定用治疗癫狂惊痫的常用药青礞石,于是,扁鹊回家从药罐中取出泡制好的青礞石,就在他准备研磨配药时,忽然听见门外传来一阵喧闹声,扁鹊走过去询问,原来这是村子里养了几十年的一头老黄牛,也不知道怎么了,近一段时间以来消瘦了好多,不吃不喝,最近都没办法劳作了,大家决定杀掉它。

杀完牛之后,有人便开始分肉,阳宝负责清理内脏,当他拿到牛胆时,觉得它沉甸甸的,打开一看发现里面有块石头,他想这应该就是老黄牛生病的原因吧!他想知道这到底是什么病,于是便拿着那块石头去问扁鹊。这石头具体怎么形成的扁鹊当时也回答不上来,但他对此颇感兴趣,并嘱阳宝把石头留下,以便进一步研究。阳宝便随手把结石和桌上的青礞石放在了一起。

就在这个时候,阳文的病突然发作了,扁鹊急忙赶了过去,他到的时候发现阳文口吐白沫,全身颤抖,四肢发冷,情况十分危急。扁鹊急忙掏出随身携带的金针,为阳文扎了几针,使他暂时镇定了下来,随后急忙吩咐阳宝去他家把桌上的青礞石拿过来。

被刚才一幕吓傻了的阳宝跑到扁鹊家随手就拿起桌上的一块石头便掉头回家,气喘吁吁地把它递给扁鹊,扁鹊说:"我必须守在你父亲的身边,他随时都有可能犯病,你去把那青礞石打细磨成粉。"阳宝按照扁鹊交代的把那块石头磨成了细粉,拿水过来给父亲服下了。慢慢的,阳文好像稳定下来了,扁鹊交代了一番便回家了。

回到自己的屋里后,扁鹊刚在桌旁坐下便发现青礞石还在桌上,而牛结石不见了,扁鹊意识到,可能刚才阳文服下的不是青礞石而是那牛结石。这下可把扁鹊急坏了,那牛结石能治病吗?这个还没有人实践过呢!万一有个不良反应岂不是更糟糕。想到这,扁鹊渗了一身的冷汗,他急忙又去了阳文家。把事情的前前后后向阳宝做了一番说明。阳宝也为自己的粗心大意而懊悔不已。"我先看看你父亲的病情变化,我们再做打算吧!"扁鹊以医生的口吻安慰着自己和阳宝。

经过一晚上的观察,扁鹊发现阳文气息逐渐趋于平稳,神志也慢慢清醒过来。扁鹊觉得很是奇怪,以前他也诊治过中风偏瘫的病人,恢复都没这样显著的。凭借着多年的行医经验,他苦苦地思考着,那牛结石一定有着不同寻常的地方。他决定继续给阳文服用几次牛结石。

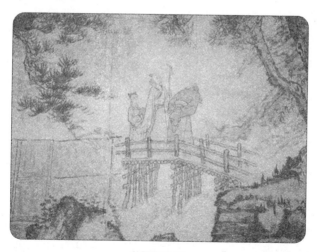

扁鹊行医图

就这样,几天过去之后,阳文的病势奇迹般地好转,不用针灸抽搐就被止住了,而且偏瘫的肌体也能动弹几下,喉中的痰也被化掉了,可以清晰地开口讲话了。恢复过来阳文对扁鹊千恩万谢,扁鹊忙说:"你不用谢我,治好你的人可不是我而是你的儿子。"阳文听得摸不着头绪,忙问儿子:"这是怎么一回事啊?"于是,阳宝将牛结石代青礞石的经过讲了一遍,这是阳文才恍然大悟。扁鹊接着说:"我仔细地思考过了,觉得这种石头和一般的石头有着极大的不同,它成长于牛的胆囊内,胆汁味苦,苦入心肝,有化痰开窍,凉肝息风的功效。""哦,原来是这样啊!那这药叫什么名呢?"大家好奇地问。"这结石形成于牛的胆囊之中,又是黄色的,我看我们就称它为牛黄吧!"扁鹊沉思片刻补充道:"牛黄有此神效,堪称一宝,牛属丑,再给它取个别名,叫'丑宝'吧!"

后来经研究发现由于牛的胆囊局部黏膜发炎了,或者是胆管发炎了,形成一些粗糙的面,胆汁流经这个局部的时候,就容易有些什么东西会沉积在局部。炎症是导致形成牛黄的最直接原因。胆汁中的各种成分在有炎症的地方不断沉积,日积月累,慢慢就形成了牛黄。

牛黄具有清心、豁痰、开窍、凉肝、息风、解毒的功效。用于热病神昏、中风痰迷、惊痫抽搐、癫痫发狂、咽喉肿痛、口舌生疮、痈肿疔疮等。

知识延伸

牛黄以表面光泽细腻、质地松脆,断面层文薄而整齐,无白膜,味先苦而后甘,清香而凉者为佳。如果用少许粉末,和与清水,涂在指甲上能染成黄色,可以很长时间不褪色,习惯称之为"透甲"或"挂甲",这种方法可以用来鉴别牛黄的真伪。

补肾养肝女贞实

【药名】女贞实(女贞子)

【药性】甘、苦,凉。归肝、肾经。

【功效】滋补肝肾,乌须明目。

【产地】主产于浙江、江苏、湖南等地。

传说在秦汉时期,临安府有位苏姓员外,膝下有一女儿叫贞子,虽然那时人们推崇"女子无才便是德",但是非常疼爱女儿的苏员外还是觉得识点字、读些书对孩子有益处。女孩子是不能上私塾念书的,苏员外便请了一位教书先生在家给女儿上课。

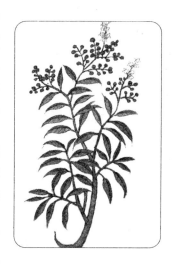

教书先生是个年轻的秀才,自幼就丧父,和母亲相依为命,一直以来日子都过得很清苦。为了存够进京赶考的盘缠,他应聘到苏员外家做教书先生。年轻人是个非常有才学又有思想的人。在长期的接触中,苏小姐渐渐被他吸引了。苏小姐知道他是一个很有抱负的人,只是暂时遇到了些困难,因此总是不时地鼓励他。

年轻人也视苏小姐为知己。渐渐地,两个年轻人日久生情,私订终身。这件事被苏员外得知后,嫌贫爱富的他很生气,虽然平日里他视女儿为掌上明珠,但这件事他是怎么样都不会让步的,便把年轻人赶出了家门。在年轻人走之前,苏小姐拿出自己的积蓄,含泪对他说:"爹爹就是这样一个人,你拿着这些钱去参加考试吧!等你考取功名那一天,再回来迎娶我,我等你!"年轻人明白苏小姐的心,与之依依惜别后就踏上了赶考之路。

在年轻人走后不久,苏员外为了巴结官宦,自己做主把女儿许配给了县太爷的儿子。贞子秉性刚烈,父母之命,执意不从。在临出嫁的那一天,她对亲近的丫鬟小叶说:"如果有一天我死了,你在我的坟头种一棵冬青树吧!如果哪一天教书先

19

生回来找我,这棵树能表明我的心意。"说完便趁人不注意,自杀了。

第二年春天,教书先生高中状元,衣锦还乡来找贞子小姐。丫鬟小叶告诉教书先生因为逼婚,小姐在去年就自杀了。教书先生日夜苦读等来的却是这样的噩耗,他失声痛哭,哭得撕心裂肺,慢慢地从悲痛中清醒过来后,他叫丫鬟小叶带他去了贞子的坟前。来到贞子的坟前,教书先生望着坟头的野草,一股悲凉由内而生,只是突然感觉到贞子坟前的那棵葱绿的冬青树给人一种充满生命朝气的力量。

"这墓区怎么会有这么苍翠的一棵冬青树啊?"教书先生问道。小叶告诉他这是小姐临死前交代她种在此地的。一刹那,教书先生仿佛看到了贞子在对他微笑,他再也坚持不下去了,"扑通"一声,跪在贞子的坟前大哭,就这样他在贞子的坟前痛哭了三天,结果就病倒了。

就在教书先生卧病在床的这段日子,贞子坟前的那棵冬青树静悄悄地开花了,不久还结出了许多像豆子一样的果实。大家都觉得很奇怪,从来都没有人见过冬青树开花结果的。一时间,关于那棵树的议论不绝于耳,终于有一天传到教书先生的耳朵里了。他强撑着身子来到贞子坟前,想一探究竟。

他看着那满树沉甸甸的小果子,似乎感觉到那果子是贞子馈赠给自己的礼物,冥冥之中仿佛听见贞子对自己说:"我现在已经进入天庭,成为管理园林的仙子了。那些冬青树的果子可以治好你的病,你将它采摘回去煎药喝,你的病便会好起来的。不要再伤心难过了,自己好好照顾好自己。"教书先生豁然开朗了,按照模糊的记忆,他将那些果子煎成药汤,喝了几次后病便痊愈了。

从此以后,村子里的人都知道冬青树的果子可以治视物不明,须发早白,腰酸耳鸣等病症。大家想到那些果子是贞子坟前的冬青树上结出来,于是,便把那些果子叫做"女贞子"。

女贞子为清补之品,具有滋补肝肾、乌发明目之功;能补养肝肾之阴,用于肝肾阴虚的目暗不明,视力减退,须发早白,腰酸耳鸣及阴虚发热等。现代有研究认为,本品水煎剂中不含有其主要成分齐墩果酸,故入煎剂会影响疗效,应以入丸剂为宜。

利尿通淋车前子

【药名】车前子

【药性】甘,微寒。归肝、肾、肺、小肠经。

【功效】利尿通淋,渗湿止泻,明目,祛痰。

【产地】为车前科植物车前或平车前的干燥成熟的种子,前者分布中国各地,后者分布北方各省。

相传在汉朝时期,一位有名的将军叫马武。有一年的六月,他率领重兵马与敌作战。由于敌人的计谋,中了埋伏,那场仗马武战败,损失惨重。眼见无数士兵倒地身亡,马武不忍再战,只能仓皇撤退,以求保存实力,待来日再战。

然而,祸不单行。马武一行人马打了败仗后,想着需赶紧甩掉追兵,力保性命,哪有时间判断退跑的方向,等确定敌军未再追来后,静下心来观察周围的环境,才发现众人马一下子溃退到百里不见人烟的荒野。一场战争才刚刚结束,另一场战争又无声无息地开始了。士兵们寻遍方圆百里都找不到粮食,连喝水也十分困难,哀怨声一片。何况,又时至六月、烈日当空,其痛苦狼狈可想而知。没几天,人和战马饿死、渴死了许多。剩下的人,也因为缺水,发昏发烧,大多得了膀胱"湿热症",一个个小肚子发胀,小便短赤,甚至尿血,病倒的人不计其数。就连马也不例外,都有了这个病症,不吃不喝,撒尿短赤而少。

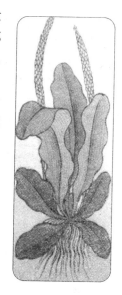

马武将军有个马夫,分管三匹马、一辆车,整天跟车马打交道。这个马夫平时不偷懒,不推卸责任,做事情很让将军放心。这时,他和他管的那三匹马也全得了"尿血症",马夫心急似火,却又毫无办法医治。

一天,马夫忽然发现三匹马不尿血了,撒尿清澈明亮,饮食也很好,显得精神多了。马夫很奇怪:"真好,马不尿血了。可是为什么呢?是吃了什么东西的缘故吗?"他围着马转来转去,上上下下观察着马,看看想想,想想看看,忽然发现停放大

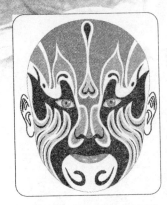

京剧中东大将马武的碎花脸谱

车的附近地面上,长着一种猪耳形野草,这几天下来,他的三匹马一直在吃着这种猪耳形的野草。马夫的心猛一动:大概就是这种草能治"尿血症"的吧!想着是这样,于是就自己开始动手证实,他拔了许多猪耳形的野草,煎成汤吃了,作用明显,一连吃了几天,小便果然也正常起来。猜想被确定之后,马夫拔了一把这猪耳形草急急忙忙跑到将军帐内,准备把这事禀告马武。刚好马武这几天也正为这件事发愁呢!在帐篷里来回踱步,坐立不安。见马夫入账,问其何事,马夫指着手中的草将前因后果如实说出。马武听闻后欢喜异常,传令全营拔草煎水,供人喝、给马饮。几天过后,果然全营人马的"尿血症"都治好了。

事后,马武将军重重奖赏了他的马夫。一次,马武私下会见他的马夫,又大大赞扬了他。然而随后,马武将军好奇地问马夫:"治病的猪耳形的草药长在什么地方啊?"马夫帮领着将军走到营帐外面,指给将军看:"大车前面的就是。"马武哈哈大笑,说:"好个车前草。"从此,这种猪耳形野草的名字"车前草"就传开了;不过,也有人还叫它"猪耳草"。

车前子甘而滑利,寒凉清热,有利尿通淋之功,用于小便淋涩,对湿热下注于膀胱而致小便淋漓涩痛者尤为适宜;能利水湿,分清浊而止泻,即利小便以实大便,用于暑湿泄泻;用于目赤涩痛,目暗昏花,翳障等;入肺经,能清肺化痰止咳。用治肺热咳嗽痰多,用于痰热咳嗽。此外,治疗高血压病,用本品煎汤代茶饮。

知识延伸

车前子种子中含有大量的黏液质,如果和其他药物一起煎,就会黏结在一起引起糊底的现象,所以中医在用车前子入汤剂时,都用纱布单包,即处方处注明的"包煎"。

补血养颜话红枣

【药名】红枣

【药性】甘,温。归脾、胃、心经。

【功效】补中益气,养血安神。

【产地】主产于河北、河南、山东等地。

相传,有一次高阳郡太守贾思勰下乡巡察农民的作物生长情况。贾思勰坐在马车上,望着道路两边田间绿茵茵的庄稼,心里很高兴。当马车驶进一个村庄时,看见在村头有一个人在卖枣树,于是,便叫车夫停下马车,上前询问:"再过些时候枣树就都要结枣子了,为什么会在这个时候卖这么好的枣树啊!"那人上下打量了一番贾思勰,

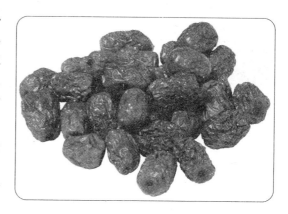

看他不像买树的,便回答说:"你不要看它外表壮实,可是几年都不结枣子,所以趁结枣子前干脆卖了。"贾思勰仔细看了看那棵枣树,顿时心里就明白了,不是枣树的问题,是农民不懂科学,不会管理,所以枣树才几年没结果。他对那农民说:"我有办法让它结果子。不过,先得让我开堂审问审问枣树。"

回去后就令衙役贴出布告,"太守明日亲审枣树"。大家看到此布告后都觉得很稀奇,审人倒是常有的事,审树闻所未闻。第二天,当贾思勰开堂时,下面站满了看热闹的百姓。

只见堂中央跪着那个农民,他的身旁就立着他的枣树。贾思勰看完状纸后,大声喝斥枣树:"堂下的枣树听好了,你们的主人这几年以来,精心给你们施肥、浇水,风里来雨里去,你倒好,怎么就不知道回报啊!连个果子都不结。"堂下的百姓听完,哄堂大笑,枣树哪里会说话,这太守是不是疯了。太守命大家安静,接着说:"大胆枣树,为什么不说话,看来非要动刑不可。"说完便见他走下堂,拿起

一把大斧刀,来到枣树前用斧刀的刀背狠狠地敲向枣树,不一会儿工夫,枣树的树皮便被敲得四散崩裂,浆汁不断往外溢,好像在苦苦哀求:"大人,饶了我吧!我知道错了。"太守回过头来对那农民说:"你现在可以带它回家了,他已经答应好好结果了。"所有在场的人一片茫然,便都疑惑重重地回家了。

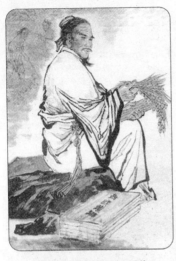

北魏农学家贾思勰画像

到了夏末,那棵从未结过果子的枣树枝头果真挂满了枣子,这时大家才明白原来敲打树干叫环剥,是为了使果树不徒长,有更多的营养供给给果实。

红枣,能补中益气,用于脾虚食少便溏,倦怠乏力;能养血安神,用于血虚萎黄及妇女脏躁,神志不安。自古以来就被列为"五果"(桃、李、梅、杏、枣)之一,历史悠久。红枣最突出的特点是维生素含量高。在国外的一项临床研究显示:连续吃红枣的病人,健康恢复比单纯吃维生素药剂快3倍以上。因此,红枣有"天然维生素丸"的美誉。

知识延伸

生吃红枣时,枣皮容易滞留在肠道中而不易排出,因此吃枣时应吐枣皮。枣皮中含有丰富的招牌营养素,炖汤时应连皮一起烹调。过多食用红枣会引起胃酸过多和腹胀。特别要注意的是,腐烂的红枣在微生物的作用下会产生果酸和甲醇,人吃了烂枣会出现头晕、视力障碍等中毒反应,重者可危及生命。

退热升阳话柴胡

【药名】柴胡

【药性】苦、辛，微寒。归肝、胆经。

【功效】解表退热，疏肝解郁，升举阳气。

【产地】北柴胡主产于河北、河南、辽宁、湖北等地；南柴胡主产于湖北、四川、安徽、黑龙江、吉林等省。

从前有位胡进士，他们家雇了几个长工，其中有个叫二慢的。一年秋天，二慢得了"寒热往来"的病，他感觉忽冷忽热的，冷的时候冷得打寒颤，热的时候热得出冷汗。胡进士心里琢磨着这二慢病成这个样一来干不成活在这白吃白住，二来万一把这病传染给自家人岂不是更麻烦。于是，胡进士叫人通知二慢，他被解雇了。

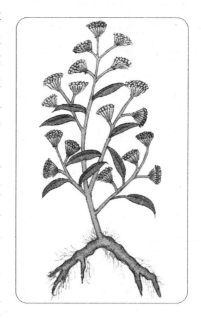

二慢撑着病怏怏的身体到胡进士面前苦苦哀求道："老爷，您知道我从小就没了爹娘，一直在您这打工，现在又病成这样子，您让我上哪儿去呀？"胡进士说："你已经病了好几天了，在我这白吃白住我都没跟你计较，但是你要明白我这里可不是收容所，我也得养家活口过日子。"听到老爷如此应付自己，二慢很伤心，更多的是气愤，他愤愤地说道："老爷，我没日没夜地给你当牛做马，没想到如今却落得这般下场，我倒要叫大伙过来评评理，看谁以后还敢留在你这卖命。"

胡进士没料到平时看起来老实的二慢居然也有强硬的时候，为了避免事情闹大不好收拾，他立刻收起一副老爷的架子，换了一种宽慰的口吻对二慢承诺道："你看你这是怎么了，我只是说说而已，你就当真了。这样吧！为避免你这病传染给大伙，你先到外面待些日子把病治好，我这里随时欢迎你回来。"二慢见老爷说得如此圆滑,加上自己这病,只好隐忍着离开了胡进士家。

出了门,二慢也不知道自己要去哪、能去哪。他就那样拖着沉重的身子毫无目的地往前走着。也许应该先找个歇脚的店,他寻思着。走着走着,他感觉身上一阵忽冷、一阵忽热,整个人都在往下沉,最终倒在了一片干涸了的水塘旁边。也不知过了多久,当二慢再次睁开眼睛的时候,发现自己躺在水塘旁边的杂草丛里,身后有一片茂密的芦苇。他努力地想站起来,可是全身一点力气都没有,又渴又饿的他只得随手挖些芦苇根来充饥。就这样过了两天,二慢渐渐觉得自己能动弹了。三天过后,周围的草根也吃完了,二慢试着站起身,忽然觉得身上有劲儿了。一想到胡进士那副一点人情味都没有的样子,二慢就不想再回去了。可是,自己从小就在那打工,认识的朋友都在那,现在如果不去那还能去哪儿啊?于是,他还是去了胡进士家。胡进士看见二慢,吃惊地问:"你怎么又回来啊?病都好了吗?"二慢心平气和地回复:"托老爷的洪福,我的病全好了。这一好,就立刻回来了。"胡进士心想:"这二慢命还真是硬啊!"记得自己做过的承诺,胡进士也没理由不要二慢回来,于是说道:"病好了就好,赶紧去干活吧!"二慢应声后,就进后院扛起锄头下田干活。

过了好些日子,胡进士的独生儿子也得了和二慢一模一样的病,一阵冷、一阵热,全身酸痛无力。看了不少医生,吃了不少的药都不见起色。胡进士看着宝贝儿子遭罪,心痛至极。经管家提醒胡进士想起二慢曾经也患过这种病,于是找人把他找来,问道:"你之前患病是怎么治好的啊?""回老爷,我没看病也没吃药,出了你的家门就晕倒在村口的水塘边,一连吃了几天的野草根,病就好了。""草根?快带我去看看。"二慢带着胡进士边走边说:"那就是平时当柴烧的草,池塘边到处都是。"但胡进士的直觉告诉他,那一定不是一般的草根。来到水塘边后,二慢拔了几棵吃过的草根,递给胡进士。胡进士急忙回家,命人洗净煎汤,给少爷喝了。一连几天,少爷就喝这种"药",把病喝好了。

自从儿子的病治好了以后,胡进士为人也变厚道了不少,对下人比以前好了许多。想起救儿子性命的野草还没个正式的名字,胡进士一高兴就叫它"柴胡"了,因为那草药平时是当"柴"烧的,加上自己姓"胡"。

柴胡是中国传统常用中药材,有 2000 多年的应用历史,是疏散退热、舒肝、升阳之要药。《本草经疏》记载,柴胡主心腹肠、胃中结气,饮食积聚,寒热邪气,推陈致新,除伤寒心下烦热。张仲景治伤寒,有大小柴胡汤。故后人治寒热,以此为要药。

调经补血话丹参

【药名】丹参
【药性】苦，微寒。归心、心包、肝经。
【功效】活血调经，祛瘀止痛，凉血消痈，除烦安神。
【产地】中国大部分地区均产，主产于四川、安徽、江苏、河南、山西等地。

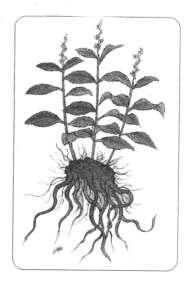

从前，有个小渔村位于东海边，村里的渔民靠出海打鱼来维持生计，无论是炎炎夏日还是寒冷的冬天都得出海，生活很不容易。更让人痛苦的是，村子里还有个恃强凌弱的渔霸。只要有谁不听他的吩咐，他就不让那人出海捕鱼。

也许是渔霸平日里做的坏事太多，老天爷在惩罚他。毫无征兆地，他就患上了重病。经诊治后，大夫开了药，但是其中有一味药方圆几十里都没有。据说，有人曾经在东海的一座无名岛上采过这种药，但那都是很多年前的事了，由于无名岛周围暗礁林立，船只很难靠岸，加上海上浪高水深，风雨变化无常，所以人们称之为"死亡岛"。渔霸对无名岛的情况自然是很清楚的，同时他也十分了解自己手下那批外强中干的帮手，派他们去只会成事不足败事有余。因此，渔霸更加忧愁了。精明的管家似乎看透了恶霸的心事，为了趁机讨好主子，他趁机献上了一条妙计。他提醒渔霸村子里有个叫阿明的年轻人，肯定能担当此任。渔霸听到后心中大喜，恍然大悟道："我是病糊涂了，怎么把阿明给忘记了。快派人去把他给我找来。"

原来，叫阿明的年轻人，从小就随着父亲出海，风里来浪里去，历经了无数的惊涛骇浪，加上水性无人能及，大家便称之为"小蛟龙"。阿明被渔霸的人带走后，心里忐忑不安，因为自从他的父亲去世之后，母亲便患了妇科病，经常崩漏下血，卧病在床很多年，请了很多大夫，都未治愈，近来病情越来越严重了。见到阿明后，渔霸就直截了当地说叫阿明去"死亡岛"为自己采药，并且还以阿明母亲的性命威胁他。虽然阿明心里很气愤，但他知道自己目前不能反抗，以免渔霸做出什么对母亲不利的事。母亲患病多年，大夫说要吃一种开紫花，根也是紫色的草药，可是找遍了附近所有可能长草药的地方，他都没能发现这种草药的踪影。说不定"死亡岛"上就有，这样一想阿明便答应了渔霸。渔霸见阿明答应得如此爽快，自然也很高兴，吩咐人给阿明准备了最好的渔船。

阿明回家安顿好母亲后，便驾船出海了，海风肆无忌惮地吹着，恶浪一浪比一浪高地拍着，暗礁防不胜防，但是这一切都被勇敢的阿明克服了。终于，经过一天的搏斗，他踏上了无名岛。上岛后，阿明仔细地寻找着那开着紫花，根也是紫色的药草。幸运终于降临了，他找到了寻了多年的草药。阿明急忙挖了好些，捆成一大捆，装进船舱，临走前，随手乱拔了些野草，准备糊弄渔霸。

渔霸的人早早地就守在岸边，见阿明的船一上岸便抢走了"草药"。阿明见渔霸的人走远后，将船舱里的草药拿回家给母亲煎药喝。就这样几天之后，阿明母亲的病好了，渔霸却一命呜呼了。从此，渔村里的人过着自由的生活。阿明将剩余的草药种植在村子里，以防大家再患这种病。大家都说这种药草凝结了阿明对母亲的一片丹心，又因为它长得像人参，所以大家便叫它"丹参"了。

丹参是一味常用中药，别名红根、紫丹参、血参根等，这是因其药用的根部呈紫红色之故。始载于汉朝的《神农本草经》。中医认为，其具有活血通经、祛瘀止痛、清心除烦、凉血消痈等作用，适用于血瘀、血热、血瘀兼热或血热兼瘀所致的各种病症，尤为妇科、内科及外伤科症属血瘀兼热者所常用。

知识延伸

四物汤由当归、地黄、川芎、芍药组成，是中医妇科补血调经的名方，以方中仅有四味药而得名，四药合用，有补中有通、补而不滞的效果。但有一味中药，其功能等于四物汤，这就是丹参。因此，中医学称丹参为"一味丹参，共同四物"。

植物黄金数杜仲

【**药名**】杜仲

【**药性**】甘,温。归肝、肾经。

【**功效**】补肝肾,强筋骨,安胎。

【**产地**】主产于四川、云南、贵州、湖北等地。

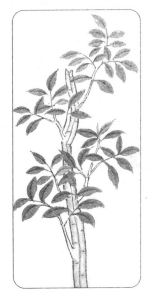

从前,在长江三峡边有很多村庄,村子里的人们几乎祖祖辈辈都是靠拉纤糊口过日子。拉纤是件非常辛苦的事,每次拉起纤绳,那粗壮的绳索便会紧紧地勒着纤夫的肩膀,时间久了大家的手掌都是被纤绳勒出的茧,肩上的皮不知掉了多少回又重新长上。更令人担心的是,很多的老纤夫经常会腰酸腿痛、头晕目眩。村子里有一家只有父子两人,都是拉纤的,儿子叫杜仲,随着父亲的老去,父亲那腰酸腿痛、头晕目眩的病越来越令杜仲心痛。

有一天,杜仲和大伙拉纤到长江边的一座大山下,准备收工回家时,他遇见了一位采药的白发老翁,杜仲想这老人家一定见识广博,也许知道什么药可以治好大家的病,于是诚恳地向老翁说明了一切情况。白发老翁听后为大家的辛苦与病痛感到很心痛,他从药篓子里取出一块刚从树上拨下来的树皮,又指着夹着大江的大山说:"根据我多年行医的经验,这种树皮治疗腰酸腿痛、头晕目眩效果非常好,但是它生长在悬崖峭壁之上,而且上山的路异常的险峻,所以每次我只能在一些相对安全的地方找到少许树皮,这里没剩几块了不够大家用啊!"听了老人的话,杜仲满心高兴地对老人说:"老人家,能知道这药能治这种病我已经很感激您了,不管有多少险阻,为了村里老人的病,我一定会给大伙采到的。"说完,谢过白发老人后,杜仲就回家了。

晚上他跟父亲提起白天所发生的这件事,并表示自己想上山采药。父亲觉得太危险了不同意,杜仲没能说服父亲,很郁闷。晚上趁父亲睡着,他偷偷出了门,找

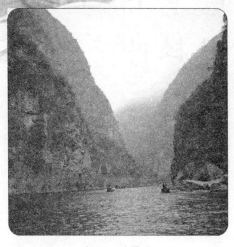
长江三峡景观

了村里几个年轻人把自己的想法说了下，大家都很赞成，当晚他们就决定明早一早出发上山采药。

第二天天微亮，几个年轻人就在村口见面了，带了些干粮和爬山的工具。大家历经艰辛终于在太阳出来前到了悬崖边。那些悬崖绝壁高耸入云，攀登十分困难，杜仲见大家有些迟疑，便不畏艰险地自个儿先上去了，他爬了很久终于发现了自己要找的那棵树，当他刚掰下几块树皮放在袋子里时，脚下一块风化的岩石滑动了，他一脚踏空跌落悬崖。

一起上山的那些青年都被眼前的一幕给吓傻了，"大家快到崖下去找杜仲！"人群中不知谁喊了一声。大家急忙下山去，当大家找到杜仲时，他已经停止了呼吸，但他的手却还紧紧地抱着那袋药，大家含着热泪把他抬回了家。

后来，村里患有腰酸腿痛、头晕目眩病的纤夫吃了杜仲采回来的药后，病都慢慢痊愈了。大家都不知道这要叫什么名字，为了纪念杜仲，便将这种药取名为"杜仲"，杜仲的父亲也被村子里的人们照顾得很好。

杜仲是传统名贵滋补中药，具有补肝肾、降血压、抗衰老等多种独特功效，尤其是双向调节免疫功能对维护人体健康能起至关重要的作用，被人们誉为"植物黄金"。杜仲可以用来泡茶、泡酒，或在烹饪时做为辅料添加于菜品中。它具有补肝肾，强筋骨，安胎的作用，适宜高血压患者、习惯性流产妇女、小儿麻痹后遗症患者、肾气不足者。

知识延伸

杜仲的特征是表皮草质，内有韧性较强的状白丝相连，剥皮后又生。只要保护好母树，便可以经常剥其皮，一年一次。

活血通经话牛膝

【药名】牛膝
【药性】苦、甘、酸，平。归肝、肾经。
【功效】活血通经，补肝肾，强筋骨，利水通淋，引火下行。
【产地】怀牛膝主产于河南；川牛膝主产于四川、云南、贵州等地。

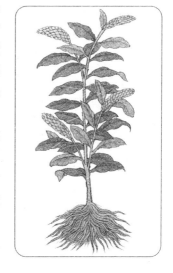

　　从前，有位老郎中行医看病大半辈子，累积了很丰富的经验，可是他却一直没有结婚生子。在他五十多岁的时候收了几个徒弟，一边采药看病，一边传授医术给他们。几个徒弟都很听师父的话，学习也很刻苦、踏实。老人也很开心收到了这样省心的几个徒弟，但是老人并没有把自己所有的本领都教给他们，因为老人知道作为一名合格的医生，精湛的医术固然很重要，但是医生的道德情操比它还重要。他心里明白徒弟们都是为了从他这里学真本领才那么积极听话，至于他们的本性老人还真没摸清楚，所以老人就想了个办法试探他那些徒弟们。

　　一天，老郎中把三个徒弟都叫到面前，语重心长地对他们说："你们几个除了小徒弟外，其他人都跟了我好多年了。这些年来随我山里进山里出地采药，各地看病治人，很是辛苦，但也学到了采药、看病的本领，师父我现在年龄已经老了，该教你们的也教完了，你们可以独立门户，想去哪就去哪吧！我也没什么好留给你们，这么多年的师徒情分，我就赠你们一人一本医书外加一点银两，以表我的一点心意。"说完，便拿出书和银两，老郎中密切地关注着他们每一个人的表情，见大家都是一副很伤心的模样。大家纷纷抢着说："师父您这么多年来一直对我们关怀备至，教我本领也是呕心沥血，现在您老人家年老了，我们怎么可以不管你呢？"大家都希望师父到自己家去，最后还是大徒弟接走了师父，因为他资格最大。

　　师父到大徒弟家后，大徒弟命妻子腾最好的房子、拿最好的棉被给师父。师父很感动。妻子不高兴地说:"我双亲过来都没见你这样殷勤。"大徒弟压低声音说:"你懂什么?师父他行医一生,肯定积攒下来不少钱财,他又无儿无女的,我不趁这时巴结好他,让其他几个师弟抓住了机会,我就什么都得不到了。"妻子听丈夫这么一说,才恍然大悟。

于是,她在接下来的日子里配合丈夫,把师父伺候得舒舒服服的。可是,时间一久,他们发现原来师父根本就没什么积蓄,便像变了个人似的,整天对师父冷言冷语,有时甚至连饭都不给。师父看透了大徒弟的心,便伤心地离开了到了二徒弟家,谁知,二徒弟和大徒弟一样,说的和做的完全不一样,老郎中更加伤心了。老郎中正准备往三徒弟家中去,半路就遇见他了,三徒弟是个精明的人,他见大师兄和二师兄都不肯收留师父,一定是没捞到什么好处,便以各种理由拒绝师父去他家。

师父很郁闷,眼见就要流落街头了,他想起小徒弟,但小徒弟一来跟他时间最短,二来家中环境不好,老郎中想算了吧,便独自一人回家了。谁知,小徒弟得知师父被几位师兄抛弃后,立即找到师父,诚恳地说:"师父,您跟我回家吧!师父如父母,就让徒弟供养您吧!"就这样,老郎中在小徒弟家住了三年,小徒弟里里外外侍奉周到,像对亲生父母一样孝顺,师父见他表里如一,诚心诚意,心里很高兴。就把自己补肝肾强筋骨的秘方传于了小徒弟,那方中的草药形状很特别,茎上有棱节,很像牛的膝骨就给他 54 取了个药名,叫"牛膝"。

牛膝性善下行,活血通经,用于瘀血阻滞的经闭、痛经、月经不调、产后腹痛等及跌打伤痛;作用能补肝肾,强筋骨,尤以怀牛膝为佳。

知识延伸

牛膝有怀牛膝和川牛膝之分,两者功效基本相同,但怀牛膝偏于补肝肾强筋骨,川牛膝偏于活血祛瘀。

四时皆宜话枸杞

【药名】枸杞
【药性】甘，平。归肝、肾经。
【功效】滋补肝肾，益精明目。
【产地】主产于宁夏、甘肃、新疆等地。

民间流传着一个传说，宁夏中宁有一个书生。书生勤奋刻苦，十年寒窗苦读不辞辛苦，不知经过了多少个挑灯夜战的日子，就为了将来的金榜题名。但无奈他自小体弱多病，拜访了许多名医，也吃了好多补药，还是三天两头的生病，耽误了不少学业。

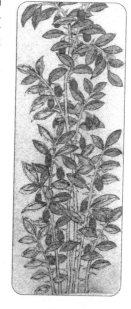

书生眼看着离会考之期就剩下几年了，自己到时赴京赶考，若身体状况还是老样子，奔波在外，身体恐怕就更吃不消了，于是他焦急万分。周围一邻居见他焦躁，就给出了个主意，说是："大山之中往往有世外高人居住，你诚心去访访，说不定运气好就被你遇见了呢!"听了建议，书生规划了路程，背着书架就出门寻访了。

一路上颠颠簸簸，书生身体几次大病，但也遇见山便攀上山，努力寻找着能改变他羸弱体质的高人。一天，书生到了终南山，依然寻仙求道，在山中转了好几天，别说是高人了，就连一个人影儿也没见到。正烦恼着准备离开，总算是皇天不负苦心人，走至半山腰忽听见貌似有隐隐约约的咒骂声，循着声音走去，只见一乌发红颜少妇正在痛骂一个八九十岁的老翁。少妇手中拿着一根荆条，不时还用它来鞭打老翁。书生气愤不平，不忍心再看，赶忙上前劝阻，并指责那年轻女子："停手，再打就出人命了! 你这样有违尊老之道。"

那少妇听了，呵呵笑道："尊老之道？你当他是我什么人？他是我的曾孙子。"苟书生当然不信，转问那老翁，老翁不停点头，答道："千真万确，她就是我的曾祖母。"他大为惊奇，看来看去，怎么也不像，遂追问缘由。

原来他们家族有个祖传的养生之道,能保人活千年,这个曾孙就是不遵循此道,不肯服用祖传秘方,以致八、九十岁就满头白发、步履艰难,所以曾祖母惩罚他。

这位曾祖母看起来面如少女,实际上已在人世度过了三百七十二个年头了。了解到事情的缘由,书生想:"他们祖传的说不定能治好我的弱症呢!如若那样,我的会考便有望了。"于是,他乞求曾祖母:"晚辈乃一介书生,但身体羸弱,耽误学业,不久便赴京赶考了,我这身体恐怕就去不了了,只可怜我十年寒窗苦读,不能一展所学,实属遗憾,还望您能将祖传的养生之道告知,助我会考。"

曾祖母见他说的凄切,心一软,拿出一包红红的小果子,道:"其实很简单。将这个种于地下,等其开花结果后,春天采其叶,名叫天精草;夏天采其花,名叫长生草;秋天采其子,名叫枸杞子;冬天采其枝,名叫地骨皮。人们若能随着四季的变化而服用枸杞的不同部位,则能与天同寿,享有仙龄。"书生得到秘方,拜谢后离开了终南山。

回到家,书生将果实种于地,待其长成,便依上所言服食,天长日久,百病消除,身体渐渐强健起来。村子里的百姓,觉得奇怪便来询问,得知后也模仿书生种上了秘方,于是遍地的树长出来了。最后,书生如愿终于金榜题名,并且从那以后,枸杞便流传开来,成为一味常用的中药。

枸杞,又有地仙、却老子的别名。有补肝肾,益精血,明目,止渴之效,用于肝肾不足,腰酸遗精,及头晕目眩,视力减退,内障目昏,消渴等。治肾虚遗精,常配熟地黄、沙苑子、菟丝子等;治肝肾阴虚,视力模糊,常配菊花、地黄等,如杞菊地黄丸;治消渴,可配生地、麦冬、天花粉等同用。

知识延伸

一般来说,健康的成年人每天吃 20 公克左右枸杞比较合适;治疗用可增至 30 公克。枸杞要常吃,不可一次大量食用。服枸杞四季皆宜,可像一般食品一样加入茶水、粥饭、羹汤、菜肴里常服,却无滋腻、生火等弊端。春季可单服,也可与黄芪煮水喝;夏季宜与菊花、金银花、胖大海和冰糖一起泡水喝,常服可以消除眼疲劳;秋季宜与雪梨、百合、银耳、山楂等制成羹类;冬季宜与桂圆、红枣、山药等搭配煮粥。

敛肺滋肾五味子

【药名】五味子

【药性】酸、甘、温。归肺心肾经。

【功效】收涩固涩、益气生津、补肾宁心。

【产地】为木兰科植物五味子或华中五味子的成熟果实。前者习称"北五味子"主产于东北；后者习称"南五味子"主产于西南及长江流域以南的各省。

相传古时候有一对老夫妻,他们勤劳善良,种着几亩田,日子虽然辛苦忙碌,却也惬意,令人满足。年轻时的他们在庭院中种有一棵树,两老非常珍爱它。很多年过去了,当年的小树变成了苍郁的大树,枝繁叶茂。到了结果的季节,就能长出干干净净、纯纯洁洁的红果。果子又红又小,比米粒稍大,很是精致。特别在雨后,红红的果实上还挂着水珠,晶莹亮滑,煞是漂亮。

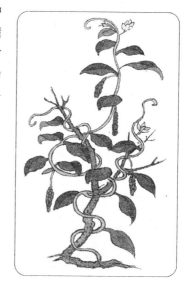

二老养有五个儿子,五个儿子虽是同一父母,但性格却差异很大。老大勤劳且十分孝顺双亲,无时无刻不体谅照顾着父母亲,看见父母做重活,譬如砍柴、挑水等活,都赶紧上去接过手来。邻里乡亲都很喜欢他,村子里到处都能听到夸奖他的声音。而其他的四个儿子呢？他们好吃懒做,最不喜欢的就是劳动,成天游手好闲、无所事事,甚至还虐待二老,名声很差。老夫妻对四个小儿子的行为也暗暗伤心,但毕竟是自己的孩子,始终希望他们能够改掉恶习,将来能自己养活自己。

适逢一年大旱,整整一年未见一滴雨,田里的庄稼都枯死了,全国大部分的地区出现了严重的饥荒,老夫妻所在的村子也不例外。说来也奇怪,地上的植物早已经干枯了,方圆百里也见不到一丁点儿绿色,但老夫妻家里的那棵大树却好像没受到什么影响,依然枝叶茂盛、生机勃勃地立在庭院中。老夫妻一家吃不上饭,但树上的小果实也能果腹,还能勉强度日,因此整整七个人的活命全都系在了院落中的果实身上。

更奇怪的事情发生了。每当两老与老大采果充饥时,那果实味甜汁多,吃后使人神清气爽,而当不孝的四个儿子采摘后吃时,果子却变得味道怪异,酸辣苦涩,难以下咽。起初四个小儿子还能强撑着,但时间久了,饿得实在受不了了,就聚在一起讨论究竟是什么原因才导致他们吃不了那果实。最后他们得出一致的结论:老大能吃到美味的果实,是因为平时对父母亲的孝顺,为了活命,他们四个必须仿效老大。于是,他们四个也开始帮忙两老做做事,学着关心两老的身体,时常嘘寒问暖,还真的很像是孝顺的孩子了。

这时候老大也每天晓之以情、动之以理,自己做表率,慢慢引导着四个弟弟们改掉往日旧习。一段时间过去了,老大的心血没有白费,小儿子们对自己过去的行为感到十分惭愧,渐渐了解了子女孝顺父母的意义。两老看着四个小儿子变乖了,心中甭提有多高兴。至于果子呢? 在他们的嘴里,也逐渐变得美味了。这件事情最后流传开,人们都以之为奇:同样的果实,五个儿子竟然吃出了不同的味道,真是有五味啊! 此后,这种红红的小果实就被称为"五味子"传开了。

五味子酸能收敛,性温而润,上能敛肺气,下能滋肾阴,适用于肺虚久咳及肺肾两虚之喘咳;酸甘,又能益气生津止渴,用于津伤口渴及消渴;能敛肺止汗。治自汗、盗汗;能补肾涩精,用于遗精、滑精;能涩肠止泻,用于久泻不止;既能补益心肾,又能宁心安神,用于心悸、失眠、多梦。

知识延伸

《本草纲目》云:"五味今有南北之分,南产者色红,北产者色黑,入滋补药必用北产者乃良。"古今用药情况相同。

安神益智话远志

【药名】远志
【药性】苦、辛，温。归心、肾、肺经。
【功效】安神益智，祛痰开窍，消散痈肿。
【产地】主产于陕西、山西、吉林、河南、河北等地。

远志的故事与三国末期蜀国名将姜维密切相关。姜维的父亲曾经是郡中功曹，羌族、戎族叛乱时，他亲自保护郡太守，战死在疆场。所以姜维很小的时候就没了父亲，一直和母亲相依为命，与母亲感情极深。因为父亲战死疆场的原因，魏朝觉得很亏欠他，在姜维长大后，便赐给他中郎一职，参与管理本郡的军事。后来因为种种原因，姜维投奔了诸葛亮，在这个过程中，他与母亲失散了。

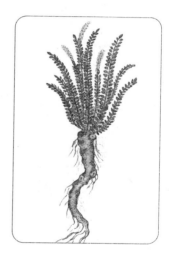

姜维投靠蜀国不久后，便有一些少数民族聚众起事，反抗蜀汉统治。诸葛亮便派姜维率军征讨，姜维出兵后迅速平定了叛乱。从那以后，姜维就多次带兵出征讨伐。有一次，魏中书令李丰与皇后之父光禄大夫张缉等密谋废立大臣，打算以太常夏侯玄代替司马师为大将军。后来这件事败露了，司马师杀了李丰、夏侯玄等，废除了张皇后，魏国一时陷于混乱。魏狄道长李简偷偷地向蜀汉请降，姜维趁机率军攻魏。魏国将军徐质反击，姜维击败了魏军，斩杀了徐质。从那以后姜维名声大振，并且负责蜀国内外军事。

诸葛亮去世后，蜀国后主刘禅昏庸无能，宦官黄皓专权，为所欲为。右大将军阎宇见黄皓炙手可热，便依附于他，与其勾结。黄皓想寻找机会废掉姜维，扶持阎宇掌管军政大权。姜维很清楚这件事，颇为恐惧，于是后来他做什么事都比较低调，也不带兵出去征讨，只是致力于加强汉中的防御。

他在镇守剑阁时，魏国大将司马昭几次攻打都没有成功。后来，司马昭透过探子调查得知姜维从小和母亲相依为命，很孝敬母亲。于是，经过多方查找，找到了

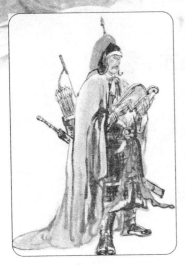
蜀汉大将姜维画像

姜维失散多年的母亲,并且把老人家押解到行营做为人质,逼她让儿子姜维写降书。

姜维得知母亲被敌人抓了做为人质时,痛哭流涕,他想立刻率兵出城营救母亲,但是剑阁易守难攻,如果主动出城,很有可能战败,到那时全城的百姓就得流离失所了。为了顾全大局,姜维知道自己救不了母亲,为了让母亲明白自己的苦楚,他命人到中药铺买了两味中药,分别包好,托使者给司马昭送去。使者把东西带到魏军后,司马昭打开一看,见是一包远志,一包当归。于是便对姜维的母亲说:"老人家,看来您的儿子是不打算救您了,那也就怪不得我了。"老人家明白儿子胸怀远志,要为天下百姓着想,当归蜀汉。为了使儿子一心报国,毫无牵挂,老人家便一头撞死在了柱子上。

后人为了纪念姜维,在四川剑阁姜维祠堂前,写了一副含有两味中药的对联:"雄关高阁壮英风,捧出热血,劈开大胆;剩下残阳余落日,虚怀远志,空寄当归。"

远志安神益智,祛痰,消肿。用于心肾不交引起的失眠多梦,健忘惊悸,神志恍惚,咳痰不爽,疮疡肿毒,乳房肿痛。

知识延伸

卵叶远志与远志同等入药,药材二者不分,但卵叶远志肉薄、质次。二者均以根粗壮、皮厚者为佳。

利胆退黄话茵陈

【药名】茵陈

【药性】苦、辛、微寒。归脾、胃、肝、胆经。

【功效】利湿退黄，解毒疗疮。

【产地】中国大部分地区有分布，主产于陕西、山西、安徽等地。

传说，有一个人患了黄痨病，全身皮肤橙黄，双眼深陷，瘦得只剩皮包骨了。看了很多郎中，吃了很多药，家里仅有的一点钱都花在了这病上，即便是这样也没有好转。这天，他听说华佗路过他们村，给不少长期患病的人看好了病，于是他拄着拐杖，内心充满希望地找到华佗，恳求说："先生，您是神医，是我最后的希望了，我这病看了许久都没大夫看得好。请您一定给我好好瞧瞧。"华佗不用号脉，单从病人的表象就瞧出了他所患的病，不过他也无能为力，因为当前还没找到医治这种病的药物，所以华佗也只能遗憾地告诉病人："我也没办法医治你。"病人不相信地说："怎么没治这病的办法啊？我之前看过几个大夫，他们都给我开药

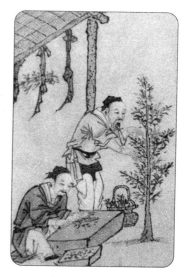

了，您是神医，一定有比他们水平高。"华佗见病人很激动，不停地摇头说："那些药起不了大的作用，吃与不吃区别不大啊！"病人见华佗都不能治他的病，绝望了，伤心欲绝地想着回家等死算了。

半年后，华佗再次行医经过那个村子，巧的是再次碰见了当初患黄痨病的那个人，只是差点没认出来。因为那人现在满面红光，身强力壮，走起路来精神抖擞。华佗吃惊地问他："哪位高人给你治好的病啊？让我也见识见识。"那人答道："你是神医，自从你说这病没法治之后，我就没再请任何郎中看，病是自己好的。"华佗不信："哪有这种事！你准是吃过什么药了吧？""没吃过药啊！前段时间到处闹饥荒，大家连米糠菜花都吃不上，哪还有多余的钱财买药啊！我一连吃了很久的野

草。"作为郎中的华佗一听这话,心中异常的兴奋,说:"这就对了,草就是药,你吃了多少天?""一个多月。"那人如实地回答。"吃的是什么草啊?"华佗急切地追问着,"我也说不清楚。"那人早就忘了那草具体长什么模样。华佗沉默了一下说:"你现在有时间吗? 带我看看去。""我现在没啥事,带你去山上吧!"说罢,他们俩就一前一后上山了。

他们走到山坡上时,那人指着一片绿茵茵野草说"就是这个。"华佗一看,说道:"这不是青蒿吗? 莫非能治黄痨病? 嗯,弄点回去试试看。"于是,华佗就用青蒿试着给黄痨病人下药治病。但一连试了几次,病人吃了没一个见好的。华佗以为先前那个病人准是认错了草,便又找到他,问:"你真是吃青蒿吃好的?""没错啊!"华佗琢磨来琢磨去,又问:"你是几月份吃的啊?""三月份。""哦,难怪。阳春三月万物勃发,朝气向上,三月的青蒿才有药效。"

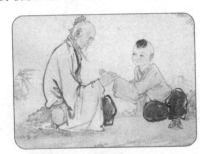

华佗诊脉图

第二年开春,华佗又采了许多三月间的青蒿试着给患黄痨病的人吃。这回可真灵! 结果吃一个,好一个,而过了春天再采的青蒿就不能治病了。为了摸清青蒿的药性,第三年,华佗又把根、茎、叶进行分类试验,经过实践证明,只有幼嫩青蒿的茎叶可以入药治病,华佗并给它取名为"茵陈"。这就是"华佗三试青蒿草"的传说。他还编了歌曲给后人借镜:"三月茵陈四月蒿,传于后人切记牢。三月茵陈治黄痨,四月茵陈当柴烧。"

茵陈苦泄下降,寒能清热,善清利脾胃肝胆湿热,使之从小便出,故为治黄疸要药,用于黄疸。有清热利湿之功,故亦可用于湿疮瘙痒,用于湿温、湿疹、湿疮。

知识延伸

茵陈与青蒿,二者均气味芳香,能解湿热,故湿热黄疸、湿温、暑温之症,均可应用。但茵陈主入脾胃,为退黄主药;青蒿主入肝、胆,功专解骨蒸劳热,尤能泄暑温之火,为骨蒸劳热、疟疾寒热及暑温壮热所常用。

祛风强筋桑寄生

【药名】桑寄生
【药性】苦、甘，平。归肝、肾经。
【功效】祛风湿，补肝肾，强筋骨，安胎。
【产地】主产于广东、广西、云南等地。

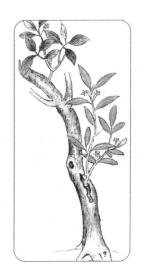

从前，在江南某地有个姓赵的财主有四个儿女，一家人生活得很愉快。有一年，赵财主最喜爱的小儿子突然患上了严重的风湿病，起初腰膝酸痛难忍，后来竟卧床不起，度日如年。找了很多医生都未治好，赵财主很忧心。

在四处寻访名医的过程中，赵财主听说南山有位老药农能治这种病，便立即亲自前往南山把老药农请回家中给孩子看病。老药农诊断后说："这病拖的太久了，我先开些药吃吃看，如若有些反应就还有得治。"赵财主听了连连谢过老药农，由于南山距离赵财主家有十几里的路程，加上老药农年老体弱，于是赵财主便把每隔两天取一次药的差事交给了刚来的小长工。

就这样日子飞逝而过，赵财主小儿子的病并未见太大起色，他整日愁眉不展。转眼间冬天到了，鹅毛大雪一直下个不停，即便在这样恶劣的天气里，小长工仍然得往十几里处的老药农那去取药。

这天，北风呼啸，天寒地冻，小长工踏着一尺厚的积雪艰难地挪着脚步，他冻得浑身发抖，双手双脚早就冻得失去知觉了，心里是一百个不愿意做这差事。同时他也清楚地知道如果拿不回去的话，他就会被解雇。小长工苦闷地抱怨着，瑟瑟地向前移，移到一片积雪稍浅的空地时他停下来跺跺脚，拍拍身上的雪，突然看见路旁的一棵老桑树上的空洞里长着一些小树枝条，很像财主儿子吃的药，他想财主的儿子吃了那么久的药也不见好，就随便给他弄点"药"回去吧！而且这枝条是长在老桑树上的应该不会有毒的。

于是，小长工爬上树，折了几根小树枝并带回家用刀切成小段，用纸包好，看上去和他平日里取的药差不多。估计时间差不多了，他便回到赵财主家，侍候的人照样煎熬送服，小长工见没被发现心里总算踏实了。就这样，他以后都照"方"抓"药"，每隔两天，就折一把村头老桑树上的嫩枝回来，一直都没去过老药农那。令人意想不到的是，赵财主小儿子的病经过一个寒冬后竟然好了。于是，赵财主派人去答谢老药农。当老药农听了来人的叙述后觉得很奇怪，因为整整一个冬天他都没有开过药给赵财主。老药农决定等天气好些亲自去看看。

一个阳光明媚的上午，老药农去了赵财主家，刚要进门时碰到了小长工。小长工一见到老药农就慌了，心想这下完了，要是这事被财主知道了自己还不得挨顿打。他急忙把老药农拉到旁边一五一十地把事情的前前后后向老药农说了一遍，并且恳求老药农不要告诉赵财主。老药农答应了小长工，并叫他带自己去看看那棵树。原来在老桑树的空洞里长着一种叶子像槐树一样的东西，老药农便折了些回去。老药农回去后试着给几位风湿患者用这种小枝条治病，果然效果非常明显。后来，因为这种小枝条是长在桑树上的，老药农便给它取了个药名"桑寄生"，通过实践证明它具有"祛风湿，补肝肾，强筋骨，安胎"的功效。

桑寄生既能祛风湿，又能养血益肝肾，强筋骨。可用于治营血亏虚、肝肾不足之风湿痹痛，腰膝酸软，筋骨无力等症，对肝肾不足之痹痛尤为适宜；桑寄生还有补肝肾、养血，固冲任、安胎之效，多与阿胶、川续断、菟丝子等配用。

知识延伸

桑寄生对风湿痹痛、肝肾不足、腰膝酸痛最为适宜，常与独活、牛膝等配伍应用；对老人体虚、妇女经多带下而肝肾不足、腰膝疼痛、筋骨无力者适用，每与杜仲、续断等配伍应用。用于肝肾虚亏、冲任不固所致胎漏下血、胎动不安，常与续断、菟丝子、阿胶等配伍。

善攻能补蛇床子

【药名】蛇床子

【药性】辛、苦，温。有小毒。归肾经。

【功效】杀虫止痒、燥湿、温肾壮阳。

【产地】中国各地均产，以河北、山东、浙江、江苏、四川等地产量较大。

传说从前有个村子，有一年村里的人莫名其妙地患上了一种奇怪的皮肤病，患者全身起鸡皮疙瘩，红肿瘙痒，时间久了会化脓溃烂。病情发作时，痒得人受不了，即使把皮肉抓破了也不止痒。更可怕的是，这种病传染速度之快令人震惊，只要沾上患病者的皮屑就可能被传染，一时间整个村子大部分人都患上了这种骇人的病。

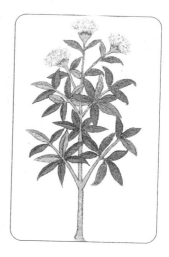

大家只好到离村子十几里的镇上买药，药店的老板是个唯利是图的人，见大家患了这么严重的病急需用药，便把药价开得高高的，很多人听说药价后都望而却步了。即便是村子里几户比较富裕的人家花重金买回药后，那些药也只能暂时止痒，过了几天就没效果了。整个村子里弥漫着一股悲凉的气氛，每个人都郁郁寡欢。

一天，一个外地的老郎中路过村子，在得知村子的情况后对大家说："我年轻时跟师父学医，曾经遇到过这种病，师父告诉我在东边的大海上有一座孤岛，孤岛上有一种草药可以治这种罕见的疾病。"大伙听说自己的病有希望救治了，急忙追问："怎么去孤岛？那草药长什么样子啊？"老郎中稍皱了皱眉回答："那草药好认，叶子像羽毛一般，开的花朵像雨伞。海岛就在大海往东百余里处，只是海岛上到处都是毒蛇，上岛的人几乎不能活着离开。"唯一的希望在一刹那间又消失了，有的人当场就哭了，这可怎么办啊？

村子里有个叫阿华的年轻人，想去海岛试试。可是他的父母都极力反对，看见父母一副老泪纵横的样子，阿华打消了去海岛寻药的念头。然而天有不测风云，阿华的父亲也不幸被感染了。眼看父亲和全村人都在受这种怪病的折磨,阿华咬咬牙说:"我非把药采回来不可!"在问清楚去海岛的路线后,母亲含泪把阿华送到村口。

聪明的阿华离开村子后,没直接去海岛,他先到处打听治蛇的方法。有一天,阿华来到海边,当地的渔民告诉他附近有座尼姑庵,庵里有个老尼姑,传闻她年轻时为了取蛇胆配药去过那座海岛。阿华谢过渔民后,急忙赶去尼姑庵,到了庵里后,向老尼姑详细诉说了村民所遭受的痛苦,诚恳地祈求老尼姑帮助他。老尼姑很同情大家的遭遇,说:"我告诉你一个方法,按照此法你一定可以取回草药。凶残的毒蛇最怕黄酒,尤其是在端午节午时,毒蛇闻到黄酒的味道便不会动弹。"阿华向老尼姑道过谢后便离开了,一直等到端午节那天才带上雄黄酒出海。他早早地就到了海岛,到了午时才靠岸。

上岸后只见岛上处处是蛇,几乎连落脚的空地都找不到。阿华立刻拿出黄酒往那些恶心的毒蛇身上撒去,果然毒蛇闻到雄黄酒后,都像喝了麻醉药一样,软绵绵地趴在地上一动也不动,似乎连抬头都变成了件困难的事情。阿华把握时间寻找草药,不一会儿就在毒蛇的身体下发现了很多他需要的草药。

最终,聪明的阿华活着回到了村里。他不仅为大家找回来了治病的草药,而且还学会了用雄黄酒制伏毒蛇的好办法。人们用草药的种子煎水洗澡,洗过几次之后皮肤病全都好了。大伙把这种草种植在村边,用它治癣疥、湿疹,再也没有人去镇上那个黑心的老板那买药了。因为这种药草最早是从毒蛇的身子底下挖来的,所以叫它"蛇床",它的种子就叫"蛇床子"了。

蛇床子性味辛苦温,能燥湿杀虫止痒,用于阴部湿痒、湿疹、疥癣等;内服有温肾壮阳作用,用于肾阳衰微,下焦虚寒所致的男子阳痿、女子宫冷不孕;此外,本品又有散寒祛风燥湿作用,亦可用于寒湿带下、湿痹腰痛等症。

知识延伸

蛇床子果皮松脆。种子细小,灰棕色,有油性。气香,味辛 凉而有麻舌感。以颗粒饱满、灰黄色、气味浓厚者为佳。

续伤接骨话续断

【药名】续断

【药性】苦、辛,微温。归肝、肾经。

【功效】补益肝肾,强筋健骨,止血安胎,疗伤续折。

【产地】主产于四川湖北、湖南、贵州等地。云南、陕西等地亦产。以四川、湖北产的品质较佳。

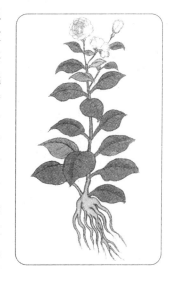

从前,有一个走江湖的郎中,虽说是江湖医生,但他的医术丝毫不比那些名声显赫的名医们逊色。被他治好的病人不计其数,什么样的奇难杂症都有,甚至是"死人"都曾被他救活过。只是,郎中做人比较低调,淡泊名利,所以在当时的"医家"中没有他的一席之地。

有一次,郎中来到了一个小镇上,进了一家酒店准备吃饭、休息。店小二刚上完酒菜,忽然听见酒店门外一阵喧闹,大家都去看到底出了什么事。原来,有个年轻人在酒店门口倒下了,起初大家以为他只是晕倒,便上去想帮助他,但用手试他的鼻息发现他没呼吸了,才知道他死了。郎中也挤了进去,他把了把年轻人的脉搏,十分微弱,但仔细辨别还是能感受到的。郎中立即从自己的腰间系着的药袋里掏出一颗药丸放进年轻人口中,然后按着他的人中穴,不一会儿年轻人便醒了过来。大家都啧啧称奇,有人问郎中给年轻人吃的是什么灵丹妙药,郎中笑着说:"这是我家祖传的'还魂丹'。"

郎中救活昏死年轻人的消息不胫而走,被当地的一个恶霸听到了。于是,恶霸派人把郎中请到家中,设宴款待。郎中以为恶霸生病了有求于他,等到三杯酒下肚之后,才知道是想跟他合伙开个药店,卖那"还魂丹",郎中拒绝了,他说:"这配方是祖祖辈辈流传下来的,祖辈说过只能用它治病救人,不能用它谋取钱财。"

"我们开店卖药,不也是治病救人吗?"恶霸试图游说郎中。

"这完全不一样。"没想到还是没成功,恶霸大怒,"你找死,敬酒不吃吃罚酒!"说完便叫人把郎中一顿痛打,可怜的郎中被打得全身瘀紫红肿,就剩下一口气了,恶霸叫人把郎中拖出去,扔在山里。

郎中忍着痛,在山里挖了些药,生着吃了下去,过了几天身上的伤就好了。郎中准备下山休养几天就离开这是非之地,回到镇上后,郎中住了家客栈。经过几天的调养,郎中已经痊愈了,就在他准备离去的时候,在街上又碰到了一个病危的人,郎中急忙看诊,拿药救治。

这时,他恰好碰到下山来的恶霸,恶霸惊讶郎中好得这么快,但更多的还是气愤。他又毫无顾忌地在光天化日之下把郎中打了个半死,还叫人把他的双腿给打断,猖狂地说道:"断了双腿看你怎么行走看病!"一群人打完郎中后,就这样扬长而去。大家都怕得罪恶霸,谁也不敢上前去救郎中。这时,之前被郎中救活的那个年轻人刚好经过,他急忙上前把郎中背回家。

回到家,年轻人把郎中安顿好后,准备出门再买些药。郎中挣扎着说:"你不要出去买药,免得被恶霸知道了,他一定不会善罢甘休的,到时候只怕会连累你。我告诉你山上有一种开紫花,叶子像羽毛一样的野草,可以治好我,你去挖些回来吧!"

年轻人挖回来后,煎汤熬药,两个月后,郎中被打断的腿又愈合了。郎中对年轻人说:"我不能在这里住下去了,这接骨续伤的药草,就靠你传给大家了。"就这样,郎中走后,年轻人用那草药治好了很多骨折的病人,并取名为"续断"。

续断能补肝肾,强筋骨,又味兼苦辛,有行血脉、消肿止痛之效,用于肝肾不足,腰痛脚弱,风湿痹痛,及跌打损伤,骨折,肿痛等;有补肝肾,调冲任,止血安胎之效,用于肝肾虚弱,冲任失调的胎动欲坠或崩漏经多等。临床报导见治疗习惯性流产。

知识延伸

药材性状呈圆柱形,略扁,有的微弯曲。表面灰褐色或黄褐色,有稍扭曲或明显扭曲的纵皱及沟纹,可见横裂的皮孔及少数须根痕。质软,久置后变硬,易折断,断面不平坦,皮部墨绿色或棕色,外缘褐色或淡褐色,木部黄褐色,导管束呈放射状排列。气微香,味苦、微甜而后涩。

寓治于食薏苡仁

【药名】薏苡仁
【药性】甘、淡，凉。归脾、胃、肺经。
【功效】利水消肿，渗湿，健脾，除痹，清热排脓。
【产地】中国大部分地区均产，主产于福建、河北、辽宁等地。

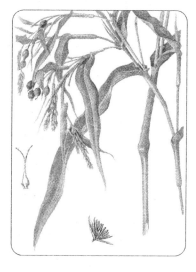

"马革裹尸"是激励历代将士的一句豪言壮语，不知有多少军人在它的激励之下舍身赴死、为国捐躯。这句话出自东汉伏波将军、新息侯马援之口。马援是一位令人敬佩的一代名将，他的一生充满了传奇色彩。

传说有一年，有蛮族在交趾一带反叛，声势浩大，其他郡县的蛮族也都积极回应，集体造反。一时间，整个交趾地区几乎都被那群蛮夷之人占据，随时都有脱离大汉的危险。于是，在众人的推荐下，东汉王朝开国皇帝刘秀封马援为伏波将军，讨伐交趾，收复失地。

这场艰难的战争持续了两年之久，马援和他的军队斩首数千，战果累累，终于在开战后的第三年，马援将那群反叛之徒打得溃不成军。消息传到了刘秀那里，刘秀很是高兴，随即封马援为新息侯。之后，马援继续乘胜追击剩余叛党，在斩获了五千余人之后，动荡不安的交趾地区得到了全部的平定。

战事平息后，马援又向刘秀建议对蛮族采取民族和解政策，以原有的制度约束越人，自此以后，南越土著一直奉行马援的规定。

接着，刘秀派马援去岭南平息战乱。马援率军到达临乡，将军虽然年岁已高但威风不减当年，没几天的工夫便擒获千余人。在继续征讨的过程中，遇到了困境。当时面前有两条道路，一条是近路但很险恶，另一条路很坦荡但是运输线太长。副将耿舒主张保险，走坦荡的路。作为老将的马援自然期望兵贵神速，坚持走险路。

47

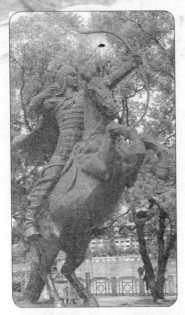

东汉伏波将军马援的塑像

于是汉军按马援的意思行军。当时天气酷热，瘴气熏蒸，很多士兵水土不服，患瘟疫而死，马援自己也被传染。可是他依然蹒跚跛脚察看敌情，左右随从也无不感动落泪。终于，马援因为老迈体衰，没能逃过瘟神的魔爪，一代名将陨落在蛮荒之地，真正实现了自己"马革裹尸"的誓言。

老英雄就这样悄无声息地离开了，但让人更加感到悲哀的是，早在马援兵困于崎岖水道中时，因为意见不合，副将耿舒就偷偷上书弹劾马援，将大军陷于瘟疫险阻之地徒劳无功的责任都归咎于他。当老将军死后，之前和他有过过节的一些在朝大臣立刻落井下石，趁机陷害马援。被蒙蔽的刘秀怒不可遏，不仅没有给为国捐躯的老将军应有的厚葬，反而收回他的新息侯印信。

当初马援在交趾时，曾经常服用薏苡仁以抵御瘴气。由于薏苡仁具有"轻身胜瘴气"的神奇功效，班师时，马援曾带回了一车薏苡仁以便在内地种植，供日后防病治病用。当他死后，有人上书诬告他当初用车载的全是上好的珍珠与犀角，刘秀越来越恼怒。马援的妻子、儿女又慌又怕，不敢将马援的棺柩运回祖坟，只是草草埋在城西。马援门下的宾客、旧友，没有人敢来祭吊。一代名将竟落得如此下场，怎不令人唏嘘不已？中国古代不知有多少武将为国家抛头颅、洒热血，深入蛮荒险阻，最后却往往被朝中小人算计，以种种罪名狼狈收场。

但历史是公正的，虽然他没有韩信、张良的智慧，也没有项羽、吕布的勇猛，但我们却永远记住了这位因为他那"马革裹尸"的豪言壮语而彪炳千秋的可敬老将军。

薏苡仁甘补淡渗，功似茯苓，用于小便不利、水肿、脚气及脾虚泄泻等，对于脾虚湿滞者尤为适用；能渗湿，又能舒筋脉，缓和挛急，用于湿痹拘挛；清肺肠之热，排脓消痈，用于肺痈、肠痈。

薏苡仁古今均为常用中药，其别名还有很多，如菩提珠、珍珠米等。薏苡仁为药食两用的佳品，用薏苡仁当作粮食煮粥是一种寓治于食的常用方法。

涩肠止泻禹余粮

【药名】禹余粮
【药性】干、涩,平。归胃经。
【功效】涩肠止泻,收敛止血,止带。
【产地】主产于浙江、广东等地。

"大禹治水,三过家门而不入"的故事妇孺皆知,大禹作为治水英雄数千年来一直受到后人的尊重和敬仰。禹余粮的传说同样与大禹有着密切的关系。

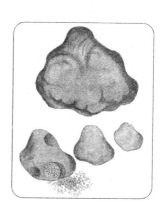

相传,大禹为了疏通九河,在治水时经常废寝忘食,艰辛的生活条件加上毫无规律的饮食作息习惯,大禹身体日渐消瘦,慢慢地就生了病,经常拉肚子、便溏。大禹的妻子涂氏听说后,知道丈夫没时间回家休息,于是她急忙到山上采集了一些收涩止泻的草药,连夜和面粉蒸了一篮子掺了药的馒头,天一亮就给丈夫送了过去。

一路上涂氏走得很急,当她沿着溪水走向山岗时,突然感到地震山摇,整个人都站不稳,一下子惊吓得跌坐在地上,篮子里的馒头大多掉进河里了,只剩下四、五个。涂氏抬头看见一头似象非象、似牛非牛的怪兽,用又粗又长的鼻子在拱山,那只巨兽力大无穷,随着一声巨响,巍峨的高山竟被他拱倒了一角。原来那只巨兽是大禹变的,他听到妻子的惊叫声,知道误会了,便摇身一变,恢复了人形,赶紧把妻子搀扶起来。

妻子知道巨兽是丈夫的化身后,心情平复了很多。"你上山来有何事啊?"经丈夫这么一问,涂氏才从惊吓中恢复过来,忙打开篮子说:"我听说你生病了,特意做了些药馒头给你送过来。"低头一看,篮子里的馒头就剩四、五个,这才意识到馒头都掉进河里了。看到妻子伤心的样子,大禹打趣说:"我吃这几个就足够了,馒头掉进河里是好事啊! 就当它们是我的余粮,储存在河里,这样以后都会年年有余的。"妻子也被大禹的一番话给逗乐了,说道:"你先吃吧! 等我回家再做些,过几天再给你送过来。"

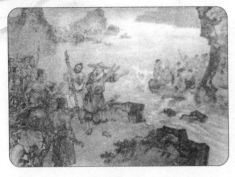

大禹治水图

后来,大禹采用"随山浚川,陂九泽"——疏河导江引水入海,围湖蓄洪的办法治水成功。为了犒赏治水有功的人,大家一致决定在会稽山召开治理洪水庆功大会,大会办得隆重,食物很丰盛,所有的人都敞开肚皮吃,开怀畅饮。到散会的时候大家发现依然还剩许多吃的,能带走的大家都带走了,有的实在是拿不走,大家便把它们抛弃在邻近的溪水里、岸边和山岗河底。

很多年之后,这些被抛弃的粮食,秉天地之灵气,受日月之精华,生长变成一种黄褐色的石头,有的皱褶像山核桃,有的圆形似铁球。用手摇它们,其内核随即振动有声,甚是奇特,相当珍奇罕见,砸碎后里面还有黄色无砂质感的粉末。后来经过人们长时间的用药实践,发现这种矿石药具有很好的涩肠止泻、收敛止血的功效。因为这些药都是在会稽山下找到的,人们都说是大禹的余粮变的,所以就把它叫做"禹余粮",并把会稽山下的溪水改名为禹溪,在溪水边还建了一座禹王庙,供人们景仰。

禹余粮味甘涩,能涩肠止泻,用于久泻、久痢;能收敛止血,固崩止滞,用于崩漏,带下。实验研究发现禹余粮含氧化铁以及磷酸盐、镁、铝、钾、钠等。临床报导见治疗妇科带下。

知识延伸

禹余粮、禹粮石、余粮、锻禹余粮等处方中写禹余粮、禹粮石指生禹余粮。为原药除去杂质和泥土后打碎入药者。锻禹余粮为净禹余粮在无烟火上锻红,趁热置醋中淬酥,捞出晒干入药者。收涩止血功效增强。

补肾要药菟丝子

【药名】菟丝子
【药性】辛、甘，平。归肾、肝、脾经。
【功效】补肾益精，养肝明目，止泻，安胎。
【产地】中国大部分地区均有分布。

从前有个财主，他很喜欢养兔子，各种颜色、各个品种的兔子他都有。由于兔子养多了，财主便花钱请了个长工来饲养，但他的要求也是很严的，如果有兔子受伤就会扣掉长工的部分工钱；如果有兔子死掉，长工就要赔偿，并会被解雇。

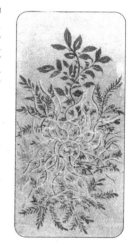

意外总是不可避免的，一天，那名长工失手打伤了一只白兔，白兔躺在地上动弹不得了，眼里充满哀伤，看得长工心里直发慌。

"得想个办法才行，如果被苛刻的财主发现了就麻烦了！"他想了想，偷偷地把那只兔子藏到了花园外的黄豆田里，一来让它养伤，二来免得被财主看见扣他工钱。长工每天都小心翼翼、提心吊胆的。越是这样，越容易招人怀疑，精明的财主不久就发现少了只白兔子，按照当初的协议，他要求长工赔偿。长工只好承认自己打伤白兔并把它藏在黄豆田里的事，至少兔子还没死，财主不至于解雇自己。财主得知真相后，知道兔子还活着，也没有太刁难长工，只是叫他把白兔找回来。

当长工到了黄豆田时，发现那只兔子已经不在原来的地方了。急得他四处找，突然发现不远处的一堆草丛在骚动，长工轻轻地走过去瞧了瞧，看到那只白兔在草丛里吃草。长工趁机上去抓它，哪知白兔一下就跑掉了，长工目瞪口呆地看着眼前这只活蹦乱跳的兔子，简直不敢相信。他担心兔子跑掉，立刻又追了上去，折腾半天才将白兔抓住。长工细致地观察了一番白兔，在它身上找不到一点受过伤的迹象，自己都糊涂了。不管怎么，还是先把兔子交给财主。财主见自己喜爱的白兔安然无恙,也没深究。

对于这件事,长工越想越不明白。晚上回家后,他把白天在财主家发生的事跟他爹讲了,希望听听老人的看法。前不久,他爹在家搬重物时不小心扭伤了腰,起初以为没什么大碍,近些天来,疼得不能下床走动了,吃了些药也没见什么疗效。老人家听完儿子的话后,说道:"这事值得仔细琢磨下,照理说打伤了腰不经过治疗怎么会自己好起来了呢?"老人沉思了一会儿,吩咐儿子道:"这样,你自己去买一只兔子,把它打伤再扔进黄豆田,看看它还会不会自己好起来。"好奇的长工也想搞清楚这件事,于是便按照他爹的吩咐做了。

他将刚买回来的兔子打伤腰脊,放在了黄豆田。他自己则站在一旁仔细观察。可是,很长时间那只受伤的兔子只是趴在哪里一动也不动,长工等呀等,还是毫无动静,到了喂兔子的时间了,他便回去了。当他再次来到黄豆田的时候,发现那只受伤的兔子抬着头,伸着脖子,在努力地啃着嘴边那些缠绕在豆秸上的野生黄丝藤的种子。吃了一段时间后,兔子便趴在原处不再动弹了。"它一定是吃饱了,休息了。"长工便离开了。回家后,长工跟他爹讲述了他白天所见到的,老人家没说什么只是叫儿子继续观察那只兔子。就这样,过了大概四天的样子,那只兔子的腰伤便好了。长工便采了一些黄丝藤和它的种子带回家。

老人家看着那些黄丝藤说:"这种藤在黄豆田里到处都有。它是缠在黄豆枝上生长的,人们担心它把黄豆缠死,总是把它当杂草去除。可是它居然能治好兔子的腰伤,可见它不是一般的杂草,应该有一定的药效。我们不妨也用它煎些药汤试试看。"

老人家喝了几次"药汤"后,感觉还不错。于是接着喝了一个月,果然他的腰伤痊愈了。没多久就可以下床走路了。从此,父子俩就断定这种黄丝藤可以治疗腰伤。

后来,经过进一步的深入研究,长工父子俩把黄丝藤及其种子做成了药,不久,这种药便成为了专治腰病的良药。上门求医的病人问起这药的名字,长工想到发现这药的是兔子,加上这药是丝藤,于是便叫它"兔丝子"了。后来,有人在"兔"字上加了草头,写成了"菟"。

菟丝子既能补肾阳肾阴,又有固精、缩尿、止带之效,用于肾虚腰痛、阳痿遗精、尿频、带下等症;能益肾养肝,使精血上注而明目,用于肝肾不足、目失所养而致目昏目暗、视力减退之症;能温肾补脾而止虚泻,用于脾肾虚泻。有补肝肾,固胎元之效,用于肝肾不足的胎动不安。此外,菟丝子还能治肾虚消渴,酒浸外涂对白癜风亦有一定疗效。

头痛必用为川芎

相传,药王孙思邈有一次带着徒弟去了素有"幽甲天下"美誉的青城山采药。到那后他们发现青城山重峦迭嶂,峰峰竞秀,林海莽莽,状如城郭。大家都被眼前旖旎壮观的风光吸引住了。他们进山后更是惊喜不断,很轻松地就找到了要采的药。到达混元顶的青松林时,孙思邈决定停下来休息,这时忽见林中山涧边的一只大雌鹤正带着几只小鹤涉水嬉戏。

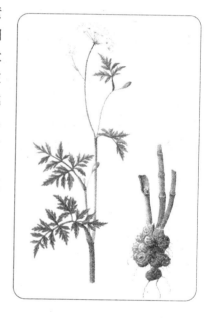

没过一会儿,突然听到几只小鹤不断地惊叫。药王师徒一瞧,原来那只大雌鹤头部低垂,双脚颤抖,不断哀鸣。小鹤们看见"妈妈"扑扑颠颠,也吓得凄楚怪叫。药王心里明白,这只雌鹤一定患了急病。第二天,他们采药又到了昨天看见鹤群的地方,经过时听见那只患病的雌鹤在鹤巢里发出痛苦的呻吟,一群小鹤都静静地守候在鹤巢的旁边。这时,忽然天空中传来一阵阵鹤鸣,只见几只白鹤从混元顶飞了下来,它们停在了鹤巢旁边,从嘴里掉下几片叶子落入病鹤巢中。徒弟捡起落在地上的叶子,发现形状很像红萝卜的叶子,便满不在乎地丢在地上,但药王却若有所思,命徒弟把叶子捡起来保存好。

次日,药王师徒再次来到青松林,但已听不到病鹤的呻吟了。抬头仰望,只见几只白鹤在空中盘旋,嘴里又掉下几朵小白花,还有一些结节状的拳形团块。徒弟依然不觉得稀奇,药王却又命徒弟捡起来保存好。此时药王发现病雌鹤的身子已

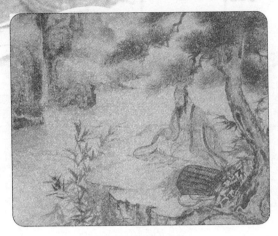

"药王"孙思邈画像

完全康复,又率领小鹤们嬉戏如常了。

回来后细心的孙思邈一直琢磨着这件事,他想动物生病吃了这药草没过几天就能康复,如果人生同样病,这药会不会有同样的疗效呢?为了找到这些药的来源,孙思邈师师徒经过几天观察,发现那些白鹤经常会去混元顶峭壁的古洞,那儿长着一片绿茵茵的野草,野草的花、叶都与往日从白鹤嘴里掉下来的一样。当看到那些野草时孙思邈不禁想到,这不就是治愈病鹤的那些草吗?于是,他们师徒俩便采挖了一些下山。

经过孙思邈对这种药草的尝试,他发现,其根茎苦中带辛,具有特异的浓郁香气。根据他多年的经验断定,此品有活血通经、祛风止痛的作用。于是,他便叫徒弟上山多采收一些,用它给患有胸胁刺痛、跌打肿痛、头痛、风湿痹痛等病的人治疗,果然灵验。药王兴奋地随口吟道:"青城天下幽,川西第一洞,药草过仙鹤,苍穹降良药。这药就叫'川芎'吧!"

前人有"头痛不离川芎"之说。川芎辛散温通,既能活血,又能行气,为"血中气药"。能活血行气,祛风止痛。用于安抚神经,正头风头痛,症瘕腹痛,胸胁刺痛,跌扑肿痛,头痛,风湿痹痛。此外,伤科之跌打损伤,外科之疮疡痈肿,亦可用之。

知识延伸

选择川芎以个大饱满、质坚实、断脸色黄白、油性大、香气浓者为佳。

54

温肾补阳话肉桂

【药名】肉桂
【药性】辛、甘,大热。归肾、脾、心、肝经。
【功效】补火助阳,散寒止痛,温经通脉,引火归元。
【产地】主产于广西、广东、海南、云南等地。

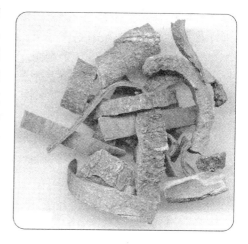

相传在很久以前,在广西有个很小的村庄,村子的前面是平原,后面是大山。由于地理环境不好加上最近自然灾害频繁,使得原本就贫瘠的土地更加产不出粮食,村民们的日子愈发艰辛。即便是这样,贪婪而恶心肠的地主仍不肯放过穷苦的百姓,他一边一如既往地搜刮他想要的一切,一边变本加厉地折磨村民。对此,大家也只是敢怒不敢言,因为地主有很多的手下,毫无还击之力的老百姓哪是他们的对手。

在村子的南边住着一对父女,女儿叫枝花,她漂亮聪明,勤劳质朴,村子里有好多年轻的小伙都很喜欢她。但枝花有自己喜欢的人,就是住在村子北边心地善良、聪明勇敢的阿桂。

有一年,村子里发生了瘟疫,很多人都在死亡线上挣扎,可是那狠毒的地主却以残害大家为乐。他带来一个巫师说是为大家驱邪,巫师披头散发,摇动羊皮板,在火塘边狂跳,一会儿口念巫咒,一会儿把一盆脏水泼到病人身上,甚至还用刀背砍病人,用火炭烧病人,可怜的病人被折磨得血迹斑斑,死去活来……

正义而善良的阿桂实在看不下去了,因为他以前跟村外的一位老中医学过看病,所以他清楚地知道巫师是不会看病的,只有给乡亲们找到治病的药才能解救大家。于是他和枝花商量要进深山挖回草药给大家治病。枝花很支持阿桂的想法,同时不舍地对阿桂说希望他能早日回来。阿桂被枝花深情的叮嘱深深地感动了,他对枝花说:"阿花,你放心吧!我一定会找到救治大家的草药,随后我立刻就回来。"两个年轻人相互告别后,阿桂就出发了。

谁知就在阿桂跟枝花道别时,被地主的管家无意中听到了,他回去将这一消息告诉了地主,地主听了恨得咬牙切齿,愤愤地说:"居然还有人敢跟我作对,真是不想活了!"说完便派管家及一批手下跟着自己去追赶阿桂。勇敢的阿桂进山后采了一大筐的草药,就在他弯腰准备继续采药时,突然听见"飕"的一声,一支带毒的利箭飞了过来。又听见"啊"得一声,枝花姑娘倒在了地上。原来她得知恶毒的霸主要上山找阿桂,便尾随其后,舍身救了阿桂。

阿桂猛然转身,看见枝花姑娘指着山崖后面倒了下去,才知道有人要杀害自己。阿桂怒吼着扑了过去,和那帮人厮打了起来。最终因为寡不敌众,倒在了枝花的身边再也没有起来。

乡亲们得知这件事后都愤怒了,大家团结起来,打跑了地主。过了不久,在阿桂和枝花的坟头,突然长出了一棵树,它有着灰褐色的厚皮,散发出浓郁的香气,枝叶则像枝花姑娘的绿罗裙,花果则像是阿桂俊俏的脸庞,乡亲们用这树的皮熬药汤喝,患病的都好了。大家都觉得这树是阿桂和枝花变的,为了永远纪念他们,便把这奇特的树取名为"肉桂树",直到现在。

肉桂为樟科植物肉桂的干燥树皮。别名牡桂、筒桂、玉桂。其树枝(桂枝)、幼果(桂子)均可入药。桂皮为珍贵中药及调味品,有温肾补阳、散寒止痛的作用。从桂树、桂叶蒸馏得到的桂油,是珍贵香料和多种有机香料的合成原料,并可药用。

知识延伸

肉桂与桂枝同生于桂树,肉桂为桂树皮,桂枝为桂树嫩枝。二者皆有温营血、助气化、散寒凝的作用。但肉桂长于温里止痛,入下焦而补肾阳,归命火,桂枝长于发表散寒,振奋气血,主上行而助阳化气,温通经脉。

方中妙药话灵芝

【药名】灵芝
【药性】甘,平。归心、肺、肝、肾经。
【功效】补气安神,止咳平喘。
【产地】主产于四川、浙江、江西、湖南等地。除野生外,现多为人工培育品种。

传说很久以前,在山上住着一对靠采药为生的父女,女儿叫灵芝,善良、漂亮。在灵芝姑娘很小的时候,她的母亲就去世了,一直以来,她都和父亲相依为命。灵芝从小便跟着父亲这山那山地跑,练就了一副好身体。不幸的是,父亲因为采药不小心跌入山谷,也去世了。灵

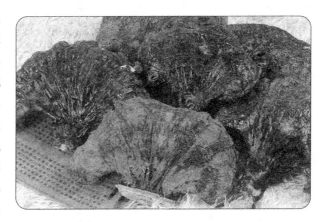

芝姑娘很伤心,但很快就走出失去父亲的阴影,振作了起来,她一边继续上山采药,一边潜心钻研父亲留下的医术,慢慢地,灵芝姑娘学会了看病救人。

有一年,可怕的瘟疫突然在山下附近的一个村子里蔓延了,患病的人们头晕目眩,又吐又泻,有些病得严重的人相继死去,大家沉浸在一片恐慌与无奈之中。灵芝姑娘得知这件事后,马上带着从山上刚采回来的药来到村子里,给大家看过病后,用那些药熬了一锅药汤,给所有被传染的病人喝。就这样几天下来,大家的病都好了,所有的人都很感激灵芝姑娘,夸她是活菩萨,好心一定会有好报的。

村子里一个靠装神弄鬼骗钱骗物的老巫婆知道这件事后很生气,因为灵芝姑娘的出现抢走了她的"生意",完全扰乱了她的日子。于是,她绞尽脑汁地想,一定要阻止灵芝姑娘继续救人。她见灵芝姑娘长得漂亮,父母又都不在了,便冒出了一个恶毒的方法。

一天,巫婆借机找到村里很贪色的那位财主,她极具诱惑地向财主描绘了灵芝姑娘的美貌,并且说娶个会看病的老婆,有个头疼发烧的也方便治疗。之后,巫婆主动说要帮财主成人之美,帮忙带路上山。财主听了此等好事,高兴得不得了。第二天,财主带着人跟随巫婆上山了。

灵芝姑娘看到这么多人到自己家,看样子也不像是看病的,心里有一种不祥的预感,她问道:"不知道大家有什么需要我帮助的?"那财主第一眼看见灵芝姑娘就被她的美貌迷住了,哪还记得说话。巫婆替他回答说:"这位是本地的财主,他生病了,想请姑娘下山为财主看病。而且财主仰慕姑娘很久了,今天顺便叫上我这个媒人,一同把姑娘嫁了。"灵芝姑娘觉得荒谬,叫他们自便,谎称自己不舒服,哪里都不去。于是,巫婆便在财主面前煽风点火又说了一通,财主也顾不得那么多,下令抢人。一帮人蜂拥而上,要把灵芝姑娘驾起来。灵芝姑娘挣扎着说:"我怕了你们了,放开手,我会跟你们走的。"财主见灵芝姑娘老实了很多,便命手下的人松手了。

就这样,在一群人的簇拥下灵芝姑娘和他们准备下山了。灵芝姑娘突然灵机一动,对财主说:"我突然记起来我爹临死之前在山后给我留下了一棵千年人参,在我走之前我必须把它挖出来带走。"财主一听,心里乐开怀,心想:"今天不但得到了个漂亮媳妇还能捡个大便宜,白白得到千年人参。"于是,便同意和灵芝姑娘一起去趟后山。去后山的路崎岖难走,但灵芝姑娘从小就走习惯了,没一会儿的工夫便将财主和那帮人丢在身后。临近山顶时,财主意识到自己上当受骗了,于是,命令打手们拉弓射箭。灵芝姑娘实在没有退路可逃,于是纵身一跃,跳下了山崖。就在此时此刻,突然天色暗淡,电闪雷鸣,狂风大作,巫婆和财主一帮打手们也都被刮到山下摔死了。

雨过天晴后,山里一片安然,进山采药的人们发现了灵芝姑娘的尸体,便含泪将她埋葬在清新的山林里了。第二年,人们在灵芝姑娘坟前的树林中发现了一种像扇子形状的大蘑菇,采回去吃过后很多疑难杂症都治愈了,人们都说这大蘑菇就是灵芝姑娘变化来的。于是,从那以后便有了"灵芝"这一草药。

灵芝,通称灵芝草,古称瑞草、仙草、长寿草,并视其为"祥瑞"、"吉祥如意"的象征。灵芝有"太上之品,方中妙药"的美誉,长期以来一直被视为滋补强壮、固本扶正的珍贵中草药。民间传说灵芝有起死回生、长生不老之功效。中国是世界上最早认识和使用灵芝的国家。《神农本草经》中记载有紫芝、赤芝、青芝、黄芝、白芝、黑芝六种,均列为上品。至明朝李时珍《本草纲目》中记载的灵芝有青、赤、黄、白、紫五种。现今仅有赤涩和紫色两种野生灵芝。

气血双补话党参

【**药名**】党参
【**药性**】甘，平。归脾、肺经。
【**功效**】补脾肺气，补血，生津。
【**产地**】主产于陕西、山西、甘肃等地。

古时候在山里的村庄中住着一个姓高的大财主，做尽坏事，人人私下里都唾骂他。高财主开了个药铺，虽名为"济世堂"，实际上卖的尽是假药、劣药，害得当地老百姓苦不堪言。有一个叫张郎的青年，很孝顺父母，一天他的母亲觉得身体不舒服，他就去"济世堂"买了药，结果原本不是很严重的病变得一发不可收拾，不久母亲就去世了，还欠下了一笔药债。从此以后，只剩下张郎和父亲二人相依为命，张郎也更加用心地照顾着父亲。

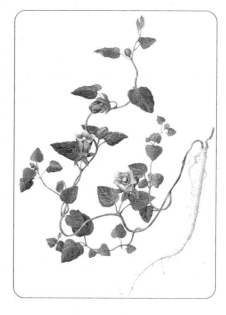

一波未平，一波又起。老迈的父亲也得了重病，不得已张郎又到"济世堂"赊了几副药吃，不料父亲的病却越发严重了。原来医生在处方上开的药材"党参"，抓药时却被别的草根代替了。张郎看出了"济世堂"的药不可靠，对"济世堂"完全失望了，他不愿看到父亲像母亲那样不明不白地死去，于是决定亲自出门寻找党参。张郎把重病的父亲托付给隔壁邻居后，带着出门的行头便上路了。

经过一路的打听，他得知有人曾经在东边的大山里挖到过党参。由于父亲的病已经耽误不得，张郎于是向山下的村民借了采挖的锄头和背篓，连夜进山。他借着火把的光亮四处寻觅，毫无踪影。也不知道过了多久，又累又饿的张郎实在走不动了，倒在了一个岩洞的门口。

迷迷糊糊之中,他似乎感觉到有人在喂水给他喝,同时口中一片滋润清凉,像喝了琼浆玉露一般,整个人一下子精神了,突然清醒过来。只见一个面容姣好的年轻姑娘手里正端着一碗汤,俯在自己身旁,面带微笑地看着他。张郎记得自己倒在了岩洞门口,之后的事就不清楚了。于是,他问那位姑娘:"这里是哪?我怎么会在这里。"姑娘回答:"这里是我的家,我回来的时候发现你晕倒在我家的门口,便把你救了回来。"张郎环顾了下四周,才发现自己在岩洞内,这岩洞可不同于一般的洞穴,洞内溪水潺潺,鸟语花香,气候宜人,简直犹如人间仙境一般。姑娘见张郎这般惊讶,也不多说,只是接着问道:"你一个人为什么在这又黑又冷的夜晚进山呢?"张郎便把事情的前前后后向她细说了一番,姑娘说:"没想到世间竟还有这样利欲熏心的人,你不用担心,这岩洞后有一片党参,是我种植的,明天你挖些回家,治好父亲的病,多的就栽种在自己的院子里,以后就不用去求那黑心的老板了。"张郎听姑娘这样说大喜,忙向姑娘道谢。

第二天,张郎醒过来的时候,那位姑娘已经不见了。张郎也没来得及细想,赶紧去山后寻找党参。果然,在后山有一片茂密的党参院子,张郎急忙挖了些下山。

到家后张郎洗干净几棵党参给父亲煎药,随后在园中搭好藤架,把剩下的党参种在院子里。没过几天,父亲的病便全好了。张郎很感激那位岩洞里的姑娘,一直想着找个机会当面谢谢她。没想到的是,有一天晚上,在党参架下他居然再次见到了那位姑娘。这时,姑娘才告诉他自己是山里看守党参的精灵,自从那次偶然相识之后,她便喜欢上了张郎,特意下山来找他的。张郎知道真相后也很高兴,他早已被姑娘的善良和美貌所吸引。两个年轻人不久便结婚了。从此,过着只羡鸳鸯不羡仙的幸福快乐的日子。

党参能补中益气,用于中气不足的体虚倦怠、食少便溏等;能补益肺气,用于肺气亏虚的咳嗽气促、语声低弱等;有益气生津和益气生血之效,用于气津两伤的气短口渴,及气血双亏的脸色萎黄、头晕心悸等。党参可药食两用,可以直接沏茶、泡酒、煲汤,长期坚持,可以强身健体,延年益寿。

知识延伸

人参补气,无补血的功效;当归补血,无补气的功效。而党参气血双补,兼具二功,所以临床应用有其独到之处。党参的补益作用次于人参,所以一般补益剂中,举凡用人参补气者,都可以用党参代替。只是党参较人参补益力弱,所以用量宜大,一般可为人参的2~3倍。

消痈散结蒲公英

【药名】蒲公英
【药性】苦、甘,寒。归肝、胃经。
【功效】清热解毒,消肿散结,利湿通淋。
【产地】中国各地均有分布。

传说在很久以前,天上有一位非常漂亮的仙女叫蒲公英。从小就生长在天庭里的她,一直都很向往自由自在的生活,常常找机会下凡到人间游玩。

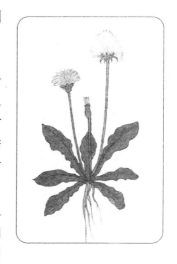

有一次,一位刚到人间办过事的神仙回到天庭后跟大家聊天说道:"再过几天,就是人间的元宵节了,在那一天他们会做很多好吃的,还有很多花灯和灯谜,所有的人都会穿着漂亮的衣服出去游玩……"蒲公英仙女听得着迷了,她的心早就飞到了元宵节的灯会上。

于是,蒲公英仙女趁父王忙的时候偷偷下到了人间。此时正值元宵节,人山人海,一片热闹的景象,仙女先美美地吃了一顿汤圆,接着便去湖边赏风景,湖水平静,微风徐徐而来,当她陶醉在这美好的一刻时,突然听见"救命! 救命!"的呼喊声,寻声望去,只见桥头一群人在那里喊"有人落水了",仙女想:"我可以用仙法把他救上来!"就在仙女准备施法救人时,有一个身影纵身一跃跳进了河里。正月的河水凉得刺骨,岸上的人都在为河里的人担忧。

过了一会儿,就看见两个人头露出了水面,其中一个人拉着另一个人奋力地游到了岸边,落水的人得救了,大家都很佩服救人的那个年轻小伙子。仙女也被他舍己救人的举动感动了。仙女很想认识那个年轻人,于是便偷偷地跟踪他,发现他和老母亲住在山后的一间小屋里。

夜晚来临的时候,仙女敲响了年轻人的家门,来开门的是老母亲,仙女装出一副迷路了楚楚可怜的样子,跟老人家说想借宿一晚,老人家很热情地招待了她。就

61

这样,仙女又以父母双亡、无依无靠等理由暂住在了年轻人家里。经过一段时间的相处,仙女发现年轻人是一个孝顺、正义、善良的人,慢慢喜欢上了他。同时,年轻人也被仙女的美貌与聪慧所吸引。就这样,仙女与年轻人私订终身,留在了人间。

他们一直生活得很幸福。直到有一天,这件事被仙女的父王察觉,他勃然大怒,仙女岂能和凡人通婚。于是,他命神兵神将将蒲公英抓回了天庭,锁入天牢。痴情的年轻人见自己的妻子被抓走,而自己却无力挽救,自此天天对着上苍祈求,希望他们放回仙女。由于天天心情忧郁,年轻人不久便病倒了,高烧昏厥,神昏谵语,嘴里一直不停地喊着仙女的名字。仙女在天牢里得知外面所发生的一切后,悲痛欲绝,泪水禁不住地往下流,流啊,流啊,泪水变成了霏霏春雨洒向了人间大地,一夜间漫山遍野就长出了能清热解毒的小花。

仙女在老母亲的梦中告诉她那些小花熬药可以治好年轻人的病。第二天,老母亲就上山采了小野花熬药,年轻人吃了几天后,病果然好了。从此,村子里谁有个头痛脑热、疮痈肿毒,老人家就用那药替大家治疗,大家问那药叫什么名,老人家想到那是儿媳妇告诉她的,就随口说叫"蒲公英",至此"蒲公英"这名便传开了。

蒲公英苦以泄降,甘以解毒,寒能清热兼散滞气,为清热解毒、消痈散结之佳品,用于痈肿疔毒,乳痈内痈主治内外热毒疮痈诸症,兼能通经下乳,又为治疗乳痈良药。

知识延伸

蒲公英除药用外也是早春一种很好的野生蔬菜,食用方法很多,叶片可生食、腌渍或焯后凉拌,也可切细片后与米煮食或油炒食用,还可制成不含咖啡因的蒲公英咖啡。其花则可酿造成蒲公英酒。日本已开始利用蒲公英提取物制成糖果、饮料和糕点等系列保健食品。

化积消食话山楂

【**药名**】山楂
【**药性**】酸、甘,微温。归脾、胃、胆经。
【**功效**】消食化积,行气散瘀。
【**产地**】主产于河南、山东、河北等地。

从前,山里住着一些农户,大家都是靠开挖山地、种植庄稼谋生。有户黄姓人家,黄大叔从小就比较精明,做山里活是把能手,也没见他念过什么书,但他却懂得各方面的知识,知道什么时候上山打猎可以捕到大量的动物,知道什么时候播种或收谷子最适宜,村里的人都很佩服他这种与生俱来的本领,并且给他取名"百事通"。

头脑灵活的黄大叔经常把山里的产物拿到镇上去卖,随着认识的人越来越多,黄大叔的生意

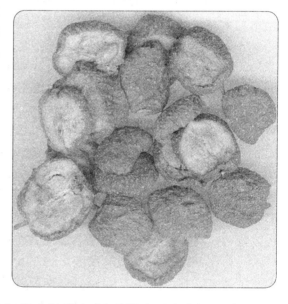

越做越大,也越来越忙。有一年,恰好他出门做生意,他的妻子在家要生孩子了,孤单无助的妻子在生下孩子后就死去了。黄大叔回家后痛哭了三天三夜,望着襁褓中的孩子后悔不已。后来黄大叔便较少出门做生意了,他想好好养大孩子,弥补自己的过失。等孩子稍长大一些以后,家里的开销越来越大,黄大叔心里犹豫着要不要出去做点生意,以补贴家用。他把自己的想法跟隔壁的朋友说了,朋友很支持他的想法。"可是我要是出去了,孩子一个人在家我怎么能放心啊!""这个好办,再给他找个妈不就解决了。"就这样,那孩子有了后妈。

刚开始后妈对孩子还行,可是等到她有了自己的孩子后,便有了私心,很讨厌

前妻留下的那个孩子，对孩子的态度有了一百八十度的大转弯。每次总是趁黄大叔不在时，用各种理由责罚孩子，并且威胁孩子不准他告诉黄大叔。即便是这样，后妈还是心中不痛快，总在心里盘算着能在哪一天除掉这个孩子，她甚至想到把这孩子偷偷送人，但是一直没有机会。她等啊等，终于等到了一个合适的机会：黄大叔要出门做生意，而且去好长的时间。

黄大叔临出门前向后妈交代清楚了诸多事情，并嘱咐她道："我这一趟出门也不知道要花多长时间，家里的一切就有劳你操心了，特别是两个孩子还小，一定要照顾好啊！""你放心地去吧！家里有我呢！我会好好带好两个孩子的，你一个人在外注意照顾好自己啊！"后妈假惺惺地应承着黄大叔。黄大叔听了后妈的这番话安心地出门办事了。

就在黄大叔前脚离开村子，后妈后脚就把老大叫到面前，一番刁难："你看你父亲出门了，家里就剩下我们三个，这活是多得做不完了，你说你都这么大了，就不知道帮着我分担些？"孩子大气不敢出一声，低着头问道："娘，我能做些什么呢？"后妈喝了口茶，心里早就盘算好了："你看你重活做不了，细活又做不来，不如到山上去看我们家的庄稼，免得趁父亲不在时有人偷庄稼。"

从此，老大就每天到山上看庄稼，无论刮风还是下雨。孩子虽然觉得一个人在山上很寂寞无聊，但还是一天天地坚持着。恶毒的后妈每天总是给孩子准备些剩菜剩饭，有时甚至是坏掉了的，孩子老是不敢吭声。但是正在成长的孩子哪经得起这样的折腾，风吹雨打的，还经常吃不饱，渐渐的，孩子一天比一天消瘦。终于有一天，孩子怯生生地跟后妈说："娘，我每天都没吃饱。""不会吧！你早干吗去了，现在才跟我说，你爹回来要是看到你这个样还以为我虐待你呢！从明天开始，我给你多备点饭菜。"后娘看着孩子一天天的消瘦下去，心里高兴得不得了。

第二天，孩子带上山的饭菜确实是比平日里多了些，但饭菜都是半生不熟的，孩子吃了胃胀的慌，但他不敢再跟后妈提要求了。就这样，孩子一连吃了一个多月的夹生饭，胃的消化功能被破坏了，比之前瘦得更厉害了。有一天，天气很不错，孩子没有呆坐在田头，而是进山玩耍了。在山里他发现了很多红灿灿的野果子，他早就惧怕吃后妈做的饭菜了，看到这么多这么漂亮的野果子，孩子开心极了，他摘了一把，尝了尝，味道酸酸甜甜的，脆脆的，果汁很多，孩子吃了很多。

从此，孩子每天都只吃一点后妈准备的饭菜，饿了就吃那些野果子。更奇怪的是，自从孩子吃了那些野果子后，肚子不胀了，胃也比以前好多了，再吃后妈给的饭菜都能消化。后妈看着孩子一天天的恢复过来，觉得很蹊跷，心想："这小子怎么这样折腾都不死，难道他死去的娘在保佑他？"想到这里后妈浑身出冷汗，从此再也不敢打孩子的主意了。

又过了些日子，黄大叔回来了。孩子把前后经过一说，黄大叔便叫孩子带他进山，见多识广的黄大叔一眼就认出了那些野果子是山楂。他断定野山楂一定有药性，就用它制成药，卖给病人吃。后来，果然发现山楂有健脾和胃、消食化瘀的作用。

山楂有消积化滞之功，尤为消化油腻肉食积滞之要药，用于肉食积滞症；能行气止痛，用于泻痢腹痛、疝气痛。性温能通行气血，有活血祛瘀止痛之功，用于瘀阻胸腹痛、痛经。

知识延伸

虽然山楂是一种药食两用的佳品，但也并非适用于任何情况，气虚便溏、脾虚不食，两者禁用。另外，服用人参时也不亦食用山楂，因为山楂的破气作用可对抗人参的补气作用。一次性大量食用山楂容易导致发生胃石症。溃疡病患者亦少食山楂，多食山楂会损害牙齿，尤其是龋齿患者不可多食。

药食兼宜话山药

【药名】山药
【药性】甘，平。归脾、肺、肾经。
【功效】补脾养胃，生津益肺，补肾涩精。
【产地】主产于河南省，湖南、江南等地亦产。

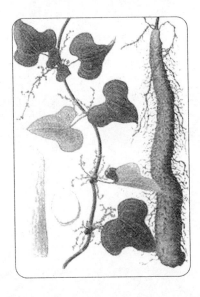

古时候，一些大国为了扩张领土，壮大自己的国家，经常会入侵一些小国。在那个年代，战争是不可避免，并且是常发生的事。有一年的冬天，一个很具野心的大国派军队攻打了一个小国，弱国军队虽奋力反抗，但由于两国实力实在相差甚大，最终弱国伤亡惨重，退败山林。

此时，小国的军队只剩下区区几千人，而大国一直乘胜追击至山脚下。所幸的是，此山周边环境险恶，易守难攻，大国几次欲攻上山都没有成功。大国的将领认为此国志在必得，因为小国的将士们在山上没有粮草，所有出山的道路都被封锁的情况下，小国的人一定会出来投降的，他们所需要做的就是等待，于是大国士兵就在山脚下安营扎寨了。

山上，小国的军队在修整，将领和所有的士兵都在讨论如何突围，大家都意识到随身携带的粮食只够吃几天这一事实，下山筹集的可能性没有，深山密林又不见一户人家。"先吃干粮，一小部分人轮流负责在山上为大伙找寻野草野菜和动物，实在不行我们就杀马充饥，其余的人跟我操练阵法，我们一定会杀出重围的！""我们一定会夺回属于我们的领土的！"此时，大家都化悲痛为动力，专心操练，研究新的作战方法。就这样，一个月的时间过去了，两个月，三个月……一晃一年的时间过去了，大国的军队见山上一直没动静，猜想山上被困的人肯定早就粮尽草绝，饿死了。于是，他们便放松警戒，斗志懈怠，吃喝玩乐，准备撤军。

一天夜里，正当强国军队酣睡时，忽然听见杀声大震，火把通明，从山里杀出一票人马，打得大国军队措手不及，纷纷弃寨逃命，小国军队一鼓作气，乘胜追击，把原来失去的国家夺回来了。

被困的士兵们为什么在一年的时间里没有被饿死反而最终转败为胜了呢？原来，山中到处生长着一种藤草，这种藤草夏天开白色或淡绿色的花，地下的根茎呈圆柱状或棒状，小国的士兵们挖它来充饥，吃了又甜又香，人人精神倍增。就这样，人吃根茎，马吃藤叶，几千人马就兵强马壮了，取得了最后的胜利。为了永远记住这种藤草，将士们便给它取名为"山遇"，意思是说，当他们在山里被困无助时，遇到了它。后来，人们便经常上山采挖"山遇"，把它当粮食，久而久之，人们发现它还具有健脾胃、补肺肾的功效，吃了它可以治疗脾虚、泄泻等症。

山药原名薯蓣，唐朝宗名李预，因避讳改为薯药；北宋时又因避宋英宗赵曙讳而更名山药。河南怀庆府（今温县）所产最佳，谓之"怀山药"。"怀山药"曾在 1914 年巴拿马万国博览会上展出，遂蜚声中外，历年来向英、美等十多个国家和地区出口。山药是天然补肺润燥之品，养阴生津宜生用，健脾止泻宜炒用。在临床上是治疗肺虚久咳、虚喘的济世良药。

知识延伸

　　山药皮中所含的皂角素或黏液里含的植物碱，少数人接触会引起山药过敏而发痒，处理山药时应避免直接接触；同时，山药不可以生吃，因为生山药里有一定的毒素。

安神养颜话珍珠

【药名】珍珠

【药性】甘、咸，寒。归心、肝经。

【功效】安神定经，明目消翳，解毒生肌。

【产地】海产珍珠主产于广东、海南、广西等沿海地区，以广东合浦产地最佳；淡水珍珠主产于安徽、江苏、黑龙江等地。

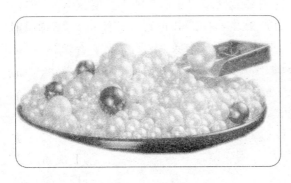

传说很久以前，在海边有个叫白龙村的小渔村，渔村里的人有的靠捕鱼为生，有的人则靠采珍珠为生。村子有个叫四海的青年，小时候父亲就告诉四海："我们的祖祖辈辈都是靠着大海得以生存，离开这海，我们就什么都没了。"四海是看着海浪拍打海岸长大的，他把父亲的话刻进了脑海。

成年后，四海便经常随父亲出海，风里来，浪里去的，练就了一副好身子，水性也相当好。父亲把自己从爷爷那里继承来的一些采珍珠的方法和经验都悉数教给了四海，四海脑子灵活一学就会，后来四海见自己采珍珠的技术已经很熟练了，考虑到父亲年龄也大了，便叫父亲在家好好歇着，自己一个人出海。一开始父亲不同意，他说："大海变幻莫测，你一个人单独出海太危险了。"后来四海一再表示自己会小心，再大的风浪他都能挺住。父亲见孩子如此坚持，而且迟早有一天他得一个人去面对那汪洋大海，于是便同意了。即便如此，每次四海出海之前，父亲还是会不停地嘱咐道："小心驶得万年船啊！"有了几次单独出海的经历后，四海更加无所畏惧了。

有一天，四海在告别父亲后，便驾着那条小船出海了。那天天气很不错，海面风平浪静，四海心想今天可以提前收工了。可是天有不测风云，尤其是在神秘的大海上，刚才还好好的天气，突然一阵狂风大作，雷雨交加，四海做了最大的努力，还是没能躲过这次灾难,落入了海中。

更可怕的是,他在海底遇到了海怪的侵袭。四海顽强抵抗,经过一番生死搏斗,战胜了海怪,海怪逃走了,四海也因为体力消耗过大加上受伤,昏迷过去了。当他醒过来时,发现自己躺在一间华丽的房子里,身边还有一位漂亮的姑娘在替自己清理、包扎伤处。见他醒过来,那姑娘说道:"你醒了,这里是龙宫,我是人鱼公主,我刚才出去游玩时,见你和海怪作战,英勇无比,很是敬佩,便救你回来了。"四海以为自己在做梦,抬抬手臂感觉疼痛无比,才知道这一切都是真的。

在公主悉心的照顾下,四海的伤很快便痊愈了。这段时间公主与四海两人朝夕相对,通过相互了解,互生爱慕之情。终于有一天,四海对公主说:"我来龙宫也有段日子了,年迈的父亲一个人在家我很不安心。多谢公主这段日子对我无微不至的照料,如果有机会我一定报答你的恩情。"公主见留不下四海,便自愿贬为庶民和他一起回了白龙村。

父亲见儿子回来,高兴得哭了。乡亲们为了庆幸四海不仅大难不死,而且还娶到美丽的妻子,便热热闹闹地庆贺了一番。龙宫公主虽然从小养尊处优,但她一点都不娇气,在白龙村入乡随俗,家里、家外、老人、丈夫都被她照顾得有条有理。可是好景不长,当地恶霸早就垂涎于公主的美貌,于是勾结当地官府,给四海定了条莫名其妙的罪名想将之处死,夺取他的妻子。

可怜的四海竭力反抗,最终寡不敌众,死在那群恶人的乱棒之下。公主得知丈夫已死,痛哭不已,不久便自杀了。当人们发现她的时候,看到公主流下的伤心之泪都化为了颗颗晶莹光亮的珍珠。四海的老父亲因为痛失儿子和媳妇,哭瞎了双眼,人们便用公主眼泪变化的珍珠磨成细粉,给老人服下,不久老人双目便清晰了。从此,珍珠粉便成了一味常用矿物药。

中国是世界上最早利用珍珠的国家之一。早在4000多年前,合浦珍珠就是中国宫廷中的珍品。魏晋时期的《名医别录》把珍珠列为治疗疾病的重要药材,并阐明珍珠的药效。在《日华子本草》载:"珍珠安心、明目。"《本草衍义》曰:"除小儿惊热。"《本草汇言》曰:"镇心、定志,安魂,解结毒,化恶疮,收内溃破烂。"

服食益寿话黄精

【药名】黄精

【药性】甘，平。归脾、肺、肾经。

【功效】补气养阴，健脾，润肺，益肾。

【产地】为百合科植物黄精、滇黄精或多花黄精的根茎。主产于河北、内蒙古、陕西；滇黄精主产于云南、贵州、广西；多花黄精主产于贵州、湖南、云南等地。

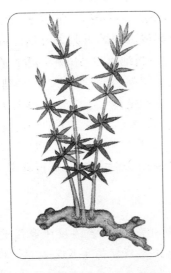

这是《本草纲目》上记载的一个故事，故事发生在临安。临安城有一财主，此人性格暴躁，一遇到不顺心的事就会拿家里的家奴或婢女出气，佣人们都知道他这恶脾气，平日里做事都小心翼翼，生怕哪天一个不小心招惹了财主。

一天，财主出门谈生意，结果没谈成功。回家的路上憋了一肚子的气，到家后要喝茶，一个名叫阿碧的婢女端上茶来，烫得财主直吐舌头，他借题发挥，把那个婢女打骂了一番，并命人把她关进柴房，三天不给吃喝。

可怜的阿碧被关进柴房整整一天没吃没喝了，早就饿得两眼昏花。"阿碧，吃点东西吧！"她抬起头望着窗户，原来是好心的负责扫院子的吴大婶，她见

阿碧实在可怜，便趁财主出门偷偷地给她弄了点吃的送过来。阿碧哭着求吴大婶放她出去，不然的话她一定会被财主折磨至死。吴大婶这人心软，经不起阿碧这般苦苦哀求，就偷偷地放她出去了。

逃出财主家后的阿碧也不知道去哪里，因为她从小就被卖到了财主家做佣人，没有其他人可以依靠。她一直跑啊跑啊，在天黑之前跑进了一座深山。从那以后，阿碧就住在了山上，靠吃山上的野草、野果为生。

过了很久，有人向财主回报看见逃走的阿碧经常在山上出现。于是，财主便派

人上山去将她抓回来。可是
派去的人抓不到阿碧,因为此
时的阿碧像变了个人似的,腿
脚非常灵活,跑得飞快,眨眼
的工夫就不见人了。

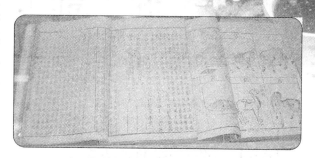

清·乾隆年间出版的《本草纲目》刻本

后来有个年轻的郎中听
说了此事,他想阿碧一定是在
山中吃了什么,才会变得如此
神奇。他很想知道阿碧到底吃了什么。于是,他便想办法诱惑阿碧。他在山中观
察了许多日子,终于发现阿碧经常到北山嘴的石崖旁边去。他就准备了一些吃食,
放在那里。第二天,吃食不见了。

年轻郎中猜想:可能被那姑娘吃了。他又放了一些吃食在原处,然后躲在石崖
背后,悄悄地等着。过了一会儿,阿碧果然出现了。她一看附近没人,抓起食物就
吃。郎中趁阿碧没提防时,猛冲上去,一把抓住她。他还告诉阿碧说自己不是财主
派来抓她的人,也不是坏人,只想和阿碧交个朋友。阿碧听年轻郎中这样说才没有
拼命挣扎,舒了口气。后来阿碧告诉郎中她在山中什么都吃,不过有一种长得像鸡
爪似的树根她最喜欢,也经常吃。郎中想见见,阿碧指着一种开白绿色花儿的野
草,说:"就是这东西。"郎中立刻挖出这种草根。只见那草根肥大色黄,上面还有鳞
斑,真像小黄鸡一样。郎中把"黄鸡"挖回来,试着给病人吃过,发现它果然是一味
养身补气的好药,并且还有润肺、生津的作用。

后来,大概人们觉得"黄鸡"不太像药名,就改叫"黄精"了。

黄精能滋肾阴,润肺燥,用于阴虚肺燥,干咳少痰,及肺肾阴虚的劳嗽久咳等;
既补脾阴,又益脾气,用于脾胃虚弱、肾虚精亏引起的头晕、腰膝酸软、须发早白及
消渴等。古代仙家以及医药学家,均视黄精为延年益寿之品。黄精与粳米共同煮
粥,早晚食之,可补虚疗损,令人强健。

知识延伸

黄精与玉竹都是百合科的植物,形态、作用也相似,但玉竹重养阴,黄精能
补脾益胃。由于二味都味甘质润,因而脾胃有湿者忌用。

金疮要药话三七

【药名】三七
【药性】甘、微苦，温。归肝、胃经。
【功效】化瘀止血，活血定痛。
【产地】主产于云南、广西等地。

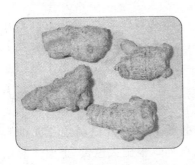

传说，有两个年轻人感情很好，无论对方遇到什么事另一方便会倾其所有、竭尽全力地帮助对方，久而久之，两人便结为生死与共的好兄弟。从此，便是"有福同享，有难同当"。

不幸的是，有一天义弟突然身患重病，看了不少大夫，吃了不少药，非但没有好转反而变本加厉，嘴里吐血，鼻孔流血，大便拉血，小便尿血。由于失血过多，几天的工夫，义弟便面如灰土，奄奄一息。之前几天义兄都在外办事，回来得知义弟的病情后，安慰义弟道："你再坚持坚持，我这就回家给你挖药。"义兄急急忙忙地赶回家，在后院里挖了些草药，煎汤送到义弟床前，就这样一连几天下来，义弟的血被止住了，再调理了段日子就痊愈了。义弟谢过义兄后，接着问道："大哥，你用的是什么灵丹妙药啊！我这么严重的病都被它治好了？"

义兄说："这是我们家祖传的止血药草。"

"怎么以前没听你说过啊！有机会我要见识见识！"

"这是祖传的要药，我爹留下祖训此药不得外传，你我亲如兄弟，就不算外人了。"义弟听后为此很感动。

后来，义弟完全康复后到义兄家去答谢他，想到那救命的药草，义弟便想去看看。于是，义兄就把他带到后院。只见后院的墙角处长着一片开着淡黄色小花的草，义兄指着那片茂盛的草说道："这就是救你性命的药草，除了能治疗各种内外出血，还能活血散瘀，消肿定痛，是伤科要药。"义弟是个贪心的人，他听说这种药草有如此多的神奇功能，想从中牟利。于是，骗义兄说："大哥，听说患过出血症的人，复发的机率非常大,你送我一棵行吗?"义兄想都没想就同意赠与义弟了。义弟得到药草后如获珍宝,经常给它浇浇水、施施肥,在他的精心呵护下,那棵草药成长得很好,不久就长成了很茂密的一片。

这时,知府大人的宝贝女儿也得了"出血"的病,吃了很多的药都不管用,渐渐脸上一点气血都没有了,急得知府大人贴出告示:"如果谁能治好小姐的病,本大人一定重重有赏!"义弟看到告示后很是高兴,因为他十分肯定自己有办法治好小姐的病。他自告奋勇地为知府小姐煎好了药汤,可是小姐喝下药汤后,不久便因出血过多而死去了。

知府大人一怒之下将义弟关进了监牢,准备以"庸医制造假药,谋财害命"的罪名将他处死。情急之下义弟将草药是义兄赠与的事实说了出来。知府便找来义兄问话,义兄得知整件事情的经过后说:"这草药的确是我们家祖传的止血要药,但是三到七年,药力最强。"这时,所有的人才恍然大悟。

后来,人们为了牢记这种草药的药力在三到七年最好,三年之内不能止血,便给它取名"三七"。

三七既能止血,又能散瘀,药效卓著,有止血而不留瘀,化瘀而不伤正之特点,诚为血症良药,用于各种内外出血症,尤以有瘀者为宜;能活血化瘀而消肿定痛,为伤科要药,用于跌打损伤,瘀滞疼痛。

知识延伸

　　人参、西洋参、三七是人参属植物中的三大名贵药材,著名的疗伤止血的"云南白药"中,三七是其主要成分。民间有"生打熟补"的说法,不熟三七当作补药来用。那么,什么是"熟三七"呢?将三七切成薄片,先用文火将鸡的肥油炼成熟油,然后将三七片置于油中煎炸,以微黄为度,取出晾干,即可。有些地方常用三七煮肉,或用三七炖蛋、炖童子鸡,做为伤科病人的调理食品进行食疗。

　　近年来,研究显示三七花(为生长两年以上的三七尚未开放的花蕾)是三七全株中含三七皂苷最高的部位,含量高达13%,具有镇静安神、抗炎镇痛、降血压等药理作用。三七花茶,热茶冲泡,坚持每天一直饮用,对于降血压、失眠等症状有明显的效果。

眩晕肢麻觅天麻

【药名】天麻
【药性】甘，平。归肝经。
【功效】息风止痉，平抑肝阳，祛风通络。
【产地】主产于四川、云南、贵州等地。

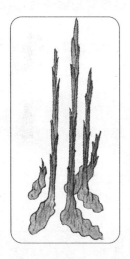

传说在云南彝族的山寨里，有一位姑娘叫依麻，她与从小青梅竹马的小伙子阿基相爱。依麻聪明漂亮、心地善良，可是天有不测风云，善良的依麻突然得了一种很奇怪的病，整天头晕目眩，严重时还会四肢痉挛，找了一些医生来治疗都没什么效果，大家都替依麻感到难过，尤其是阿基。

一天，依麻在自己房门口横放了一块黑心木头。阿基依旧像往常一样天天来看她，当他看见那块黑心木头时，心里更加难过了，因为他明白依麻因为病情不想见任何人，而他此时却不能做任何的事来减轻依麻的痛苦。依麻看见阿基走过来时，眼里含着悲戚的泪水说道："阿基哥，你以后不要再来我家了，不是阿妹不喜欢你，我这病也不知道能不能好，我不想拖累你，你走吧！"阿基听了更加伤心了，他推开拦木走了过去，激动地对依麻说："我是爱你的，遇到任何的困难我们一起面对，我是不会放弃你的。"

依麻很感动，同时也更加地伤心，这时她突然感觉一阵头痛，痛得她两手抱头，接着倒在地上四肢不停地抽搐，阿基看在眼里，疼在心上，急忙把依麻抱上床，然后出去找医生。没过多久，依麻恢复正常了。想到自己的病情越来越严重了，虽然深爱着阿基，但为了他的幸福自己不能连累他，可怜的依麻情不自禁地哭了。就在那一刻，她决定远远地逃离，于是她将阿基送给她的耳环放在门口，便悄悄地出门了。

依麻以最快的速度离开了村子，她也不知道自己要去哪里，只是万念俱灰地朝前方的深山走去。焦急的阿基请回医生后发现依麻已经不在了，他发现了放在门口的那对耳环，顿时明白了："傻姑娘自己离开了。"阿基望着那对耳环心痛欲绝，他立刻追了出去。依麻走在深山老林里，听见狼嚎虎啸声，她并不惧怕，想着如果能这样安安静静地被野兽吃掉就好了；突然电闪雷鸣，她不惧怕，想着如果能这样没人知道的被雷电击中也好……幽谷里响起了洪亮的声音："依—麻，依—麻，你在哪！依—麻……"

依麻意识到是痴情的阿基追上了，为了让阿基死心，于是她故意躲了起来，她躲在一堆草丛后面，在她蹲下来的地方，她发现了一些被雨水冲出泥土的植物的根茎，淡红色，半透明，很漂亮。于是，她随手挖了很多出来，这时阿基找到了她，经过一番游说后，依麻彻底被感动了，最后他们一起回家了。

回家后依麻的阿爹把那些漂亮的根茎做成了汤，给依麻吃下了，不久依麻头痛好了，再后来她完全恢复了健康。阿基看到依麻病好后，非常高兴，于是又上山找了好多这样的植物，把它分给村子里患有头痛、风寒湿痹的老人们。人们吃了这些根茎后，病都很快地好了。大家激动地对依麻和阿基说："依麻，这是老天赐给我们的天麻。"于是，"天麻"的名字在寨子里传开了。

天麻在中国入药已经有2000多年的历史，《神农本草经》把天麻列为"上品"之药，认为"久服益气力，长阴肥健，轻身增年。"李时珍在《本草纲目》中进一步论述道："补益上药，天麻第一。助阳气，通血脉，开窍生机，

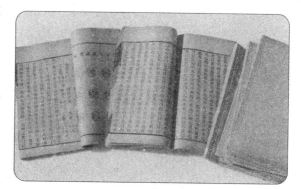

中医药典——《神农本草经》

食服无忌。"经常食用天麻保健品和鲜天麻，可以达到补益强身、延年益寿的功效。

知识延伸

冬季茎枯时采挖者名"冬麻"，质量优良；春季发芽时采挖者名"春麻"，品质较差。"鹦哥嘴，凹肚脐，外有环点干姜皮，松香断面要牢记。"这是鉴别天麻真假的口诀。具体地说，天麻采收后因加工压扁，呈扁长椭圆形，皱缩，有时稍弯曲，顶端有尖而微弯的红棕色芽苞（俗称"鹦哥嘴"）；末端有圆脐形疤痕（俗称"凹肚脐"）。表面呈淡黄色或浅黄棕色，略透明。

祛瘀调经益母草

【药名】益母草
【药性】辛、苦，微寒。归心、肝、膀胱经。
【功效】活血调经，利水消肿，清热解毒。
【产地】中国大部分地区均产，野生或栽培。

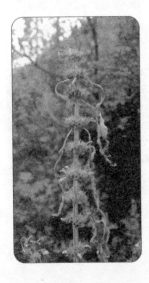

益母草又名坤草，为唇形科多年生草本植物。茺蔚子，即益母草子，又名坤子。说起益母草的由来，还有一段动人的故事。相传在夏商时期，在豫西地区伊洛河畔的一个小山村，有一贫妇李氏，在她怀孕的时候，丈夫到外地，身边无人照顾，在生孩子的时候留下了瘀血腹痛之症，一直没有治愈，以致体质越来越差。

李氏的儿子叫茺蔚，在他长到十二岁那年开始懂事。他常常见母亲干活没多久就会停下来，用手不停地叉着腰，紧紧地皱着眉，很难受的样子，每当此时他便会跑过去为母亲插腰松背，每次他问母亲怎么了，李氏都说："没事，休息休息就好了。"可是后来越来越严重了，最后李氏竟至卧床不起。小茺蔚侍奉床前，端茶送水，非常孝顺。小茺蔚站在床前又问母亲："娘，你得的是什么病？我们去找大夫治病吧！"李氏伤心地说："孩子，我这是生你的时候留下的'月子病'，我们家连隔夜粮都没有，拿什么治病啊？"

小茺蔚听了后更伤心，暗下决心，一定要把母亲的病治好。于是，从第二天开始，他每天都早早地起床，外出为母亲问病求药，他沿着伊洛河走啊走啊，逢人便问，见草就挖，也没找到能治好母亲疾病的神医良药。

有一天他太累了，实在是走不动了，便在一座破庙里睡着了，等他醒过来的时候，发现有一位采药人也在这寺庙休息。于是，小茺蔚急切地向采药人诉说道："老先生，我母亲在生我的时候得了'月子病'，这么多年来她一直都生活得很辛苦，现在我长大了终于可以帮她分忧了,可是她却卧病在床了,我四处给母亲找治病的药,但找了很久都没找到。您采药年岁久,知不知道什么药可以治我母亲的病啊?"老人家听完小芫蔚的这番话,望着眼前这个小孩子,被他的孝道深深打动了。可是老郎中想故意为难为难他,于是不慌不忙地说:"你母亲的病我能治,可是我这药值白银十两,白米十担。"小芫蔚求医心切,爽快地答道:"钱粮有何为难,只要能治好我母亲的病,钱粮照付不误。""那你什么时候采药呢?"小芫蔚问,老人说:"这个你就不用知道了,明天早晨你带着钱粮来取药便是。"

这天接近黄昏的时候,老郎中肩扛锄头,身背药篓,悄悄地进了山,他知道小芫蔚蹑手蹑脚地跟在他后面,只是笑笑不说话。不久老郎中便俯身挖草药,只见那药草叶呈手掌状,茎呈四方形,节间开满紫红色小花,结有黑色三棱形小果实。小芫蔚欣喜若狂,暗道:"这不是上山砍柴常见的野草嘛!"他用这种草煎汤给母亲喝,不出十日,母亲的病果真渐渐好起来。小芫蔚又把这种草药介绍给其他患"月子病"的妇女,也都收到了很好的疗效。由于这种草是芫蔚为医治母亲的病而找到的,且又益于妇女,于是人们就把它取名"益母草",它的种子就叫作芫蔚子了。

益母草苦泄辛散,主入血分,善于活血祛瘀调经,为妇科经产要药,用于血滞经闭、痛经、经行不畅、产后瘀滞腹痛、恶露不尽等。有利尿消肿之功,用于水肿,小便不利,又因其具有活血化瘀作用,对水瘀互阻的水肿尤为适宜。此外,本品又可用于跌打损伤、疮痈肿毒、皮肤痒疹等,有清热解毒消肿之功。

清热祛湿马齿苋

【药名】马齿苋
【药性】酸，寒。归肝、大肠经。
【功效】清热解毒，凉血止血，止痢。
【产地】中国大部分地区均有。

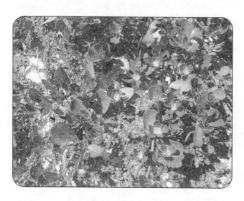

传说在上古时代，天上原本有十个太阳，他们都是天帝的儿子。十兄弟由他们的母亲照料，天帝的妻子每天都会带上他们到东海去洗澡，洗完澡就安排他们在东海边的一棵大树上休息，每个人都会有自己的树枝。十兄弟中有九人会在较矮的树枝上休息，而另一人则会站在最高的树梢，因为黎明过后他便要乘着由两只火麒麟拉着的太阳神车穿越天空，他的任务就是给地上的人们带去光与热，帮助世间万事万物自然健康地成长。几百年来都是这样，大家每天轮流出去完成自己的任务。可是，有个孩子厌倦了，有一天他对他的兄弟说："一个人出去好无聊啊！大家和我一起去吧！我们可以在天上一起玩耍。"所有的孩子和他有同感，于是大家都支持他，稍稍准备后，等到太阳神车来到树下时，所有的孩子都挤上了神车。

大家在一起有说有笑，很是开心。可是，他们不知道此时地上所受的煎熬。十个太阳同时出现在天空，地上的湖泊干涸了，植物和大地被烤焦了，动物跑出了火焰般的森林，所有的人都热得奄奄一息。

就在人们以为世界末日到来的时候，有一群聪明的人却在克服种种困难，积极地想办法解救自己，终于他们想到了。他们试图找一个神射手，将天上的十个作恶的太阳射下来。在众人的努力下，他们找到了一个叫后羿的年轻人，此人不仅力大无穷而且还是个百发百中的神射手。后羿义不容辞地担当射日的职责。所有的人花了九天九夜的时间为后羿打造了一张万斤重的强弓和十支千斤重的利箭，后羿在所有人的一片期待中出发了。

　　他翻越了不计其数的高山，穿过了数不清的河流，穿越了最后的大峡谷，来到了东海。在东海的附近找了个最巍峨的山峰，攀登上去后便搭弓准备射箭。后羿瞄准了一个距离自己最近的太阳，用上全身力气，嗖的一声将弓箭放了出去。火辣辣的太阳被射中了，跌入了茫茫大海。其他太阳见自己的亲兄弟被射死了，更加仇恨后羿，散发出更多的光与热，企图烧死他。

　　后羿的皮肤被烧得快裂开了，他强忍着疼痛继续拉弓，这一次，他准备了三支箭。又是嗖的一声三支箭一起射了出去，果然这很有力的

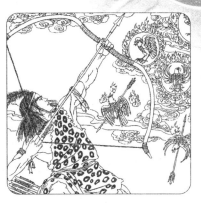
后羿射日图

三支箭射中了三个太阳。剩下的太阳开始害怕了，他们四处躲窜，后羿乘胜追击，毫无虚发地又射中五个，最后只剩下一个了。后羿追了他一天一夜，最后让他给跑掉了。突然间，大地一片黑暗，从山林中逃出的野兽四处残害黎民百姓，后羿意识到要留住一个太阳，哺育万物。于是，他大声对着留下来的最后一个太阳说："你出来吧！我不会射死你的。"

　　剩下的那个太阳听到后羿的承诺后，缓缓地从马齿苋的叶子底下探出了头，慢慢地升上了天空。从此以后，太阳变得循规蹈矩了，再也不敢给自己找麻烦。同时为了答谢救过自己一命的马齿苋，他赠与马齿苋不怕强光的特权，所以即使在炎炎夏日，所有植物被太阳炽热的光烤焦了时，马齿苋依旧翠绿欲滴，一副生机盎然的样子。后来，经过长时间的观察人们发现了马齿苋这一特征，大家便叫它"太阳草"或"报恩草"。

　　马齿苋为马齿苋科植物马齿苋的全草。它叶青、梗赤、花黄、根白、子黑，故又称"五行草"，是古籍上早有记载的对人类有贡献的野菜。外国人对马齿苋也颇为青睐，如法国人就喜欢把马齿苋调和在色拉中食用。由于马齿苋具有保健功能，所以古人称其为"长寿菜"。

知识延伸

　　马齿苋忌与甲鱼同食，同食会使食用者肠胃消化不良、食物中毒等。

药食同源鱼腥草

【**药名**】鱼腥草

【**药性**】辛，微寒。归肺经。

【**功效**】清热解毒，消痈排脓，利尿通淋。

【**产地**】分布于长江流域以南各省。

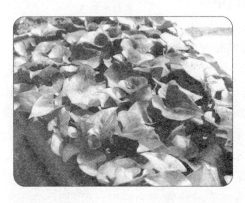

"卧薪尝胆"的典故几千年以来都被人们当作苦心励志、发愤强国的典范。但是，其中还有一个鲜为人知的、与中药"鱼腥草"息息相关的情节。

相传，吴国和越国因为一个小误会而展开了一场战争，两国的国王均亲自挂帅出战。吴国的军队是由著名的用兵大师孙子一手训练出来的，身经百战的战士，越国的军队在人数上远远少于吴军，而且大多数人是刚加入军队不久的年轻人，几乎没有作战经验。但是在年轻的越王勾践和足智多谋的军师范蠡的指挥下，力量悬殊的越军大败吴军，年老的吴王也在战争中身受重伤，回去不久，便去世了。

吴国举国上下都很悲哀，年轻的夫差继承了王位，他暗自发誓一定要替父亲报仇。在接下来的三年时间里，夫差在首辅大臣伍子胥的扶助下，励精图治，富国强兵。慢慢的，强大的吴国越发势不可挡了，夫差终于等到了复仇的机会。于是，他亲自率领雄兵大举进攻越国并大获全胜，一直乘胜追击到了越国的都城会稽。

越国的大夫文种用大量的钱财买通吴国那些贪财的大臣，透过他们极力与夫差周旋，最终使夫差动了恻隐之心，打消了摧毁越国的念头，越国这才得以保全，但勾践和王后及所有大臣都成了吴国的奴隶。精明的伍子胥意识到留着勾践始终是个危险，一直极力说服夫差杀掉他，夫差一直犹豫不决，就在这个关键时刻，聪明的范蠡为勾践献出了很多计策甚至不惜牺牲勾践的一切尊严，使得夫差最终没有听从伍子胥的劝告。

在勾践为奴的这段时间里，他完全忘记了自己曾经为王的荣耀，每天低声下气地替夫差当马夫。有一次，夫差生病，勾践立刻意识到这是个感化夫差的良机，他亲自为夫差尝粪寻找病源，夫差因此大受感动，从此对勾践态度和缓了很多。后来勾践被越国的人刺伤，伤得很重，夫差担心奄奄一息的他死在吴国，引起不必要的麻烦，就将勾践释放了。

回到越国的勾践，放弃了舒适安逸的王宫生活，他住进破旧的马厩，睡在柴草上，在房梁下吊了一根绳子，绳子下端拴着一个奇苦无比的猪苦胆，每天醒来，勾践做的第一件事就是先尝一口奇苦无比的苦胆！就这样，勾践雷打不动地坚持了二十年，天天如此。

在大臣的辅助下，勾践开始了富国强兵之路。对外，文种不断出使吴国，进贡财宝；对内开始着手普查人口，奖励生育，科学种植。

有一次，勾践亲自下乡去视察农民的粮食作物种植情况，当他走到田间时，看见大家都在吃一种野菜，便问大家："你们吃的是什么啊？怎么不吃粮食啊？"大家说他们吃的是从山上挖回来的蕺菜，为了给国家多存些粮以备后用，大家都吃这个，而且患肺痈吐脓的病人吃了它就痊愈了。勾践听了，感动得热泪盈眶，当即尝了一口蕺菜，感觉有一股浓重的鱼腥味，从那以后，勾践便节衣缩食，与老百姓同甘共苦，经常到山上采食蕺菜，以牢记国耻。

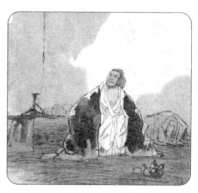

勾践卧薪尝胆图

后来，越国转弱为强，终于打败了原来比越国强大的吴国，创下了以弱胜强的军事奇迹。正所谓："有志者事竟成，破釜沉舟，百二秦关终属楚；苦心人天不负，卧薪尝胆，三千越甲可吞吴。"蕺菜也成为一种被人们广泛使用的草药，由于它的鱼腥味，大家便给它取名"鱼腥草"。

鱼腥草，俗称猪鼻孔、侧耳根，为三白草科多年生草本植物。蕺菜的根或全草，有清热解毒、消痈排脓之效。中国早在两千多年前就把鱼腥草做为野菜佐食。魏晋时起，蕺菜便正式做为药用，以"鱼腥草"之名收入医药典籍。在历史变迁发展中，它便一直扮演药、食两用的双重角色，为民众养生保健、防病治病发挥着作用。

知识延伸

鱼腥草用作菜肴，由于其性寒，不宜多食。

降压降脂莱菔子

【药名】莱菔子

【药性】辛、甘，平。归肺、脾、胃经。

【功效】消食除胀，降气化痰。

【产地】中国各地均有栽培。

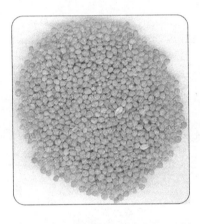

相传，在清朝末年，慈禧太后垂帘听政，由于内忧与外患，加上岁数大了，她精力日渐衰退，时常感到力不从心，身边伺候着的人个个都小心翼翼，生怕太后有个头痛脑热的，那就更麻烦了。可是，千防万防，太后还是生病了。这下着实让太医院的御医们慌了神，大家急忙连夜会诊，经过商议大家一致认为太后她老人家是由于政务繁忙导致身体虚弱，所以按照"弱者补"的原则，每天用上等人参煎汤给太后服用，人参是大补之品，可以增强体质、提高免疫力，并且在太后的膳食中多加了很多营养滋补的食品。

吃了不久，太后的确感觉精神比以前强了一些。可是，随着时间的推移，太后便觉得眩晕眼花、胸口憋闷、食欲不振，而且肝火易怒，整天烦躁不安。太后每天都愁眉不展，大家只能看她的脸色谨慎行事。尤其是太医院里的那群负责看病的医生，每天都诚惶诚恐。

其实有些太医已经看出来太后患的是"富贵病"，但是太医有太医的规则，大家都是给皇家重要人物看病，求的是安全，不能随便冒风险，所以也就没人站出来说句实话，最后有人提议张贴皇榜，求医术高明的民间医生进宫诊治。可是立刻就有人反对，说："现在国事这么紧张，张贴皇榜寻医，会让全天下的老百姓都知道老佛爷生病了，而且连御医都没办法了，大家肯定会以为太后她老人家病得不轻，民心就会更动荡了，这个办法行不通。"就这样，直到散会大家都没想出个合适的方法。

这个时候，恰逢一位姓曹的老医生到京城办事，他有个朋友是在宫里当差的。

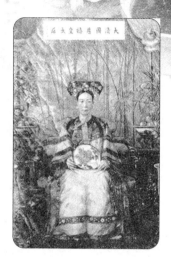

降压降脂莱菔子

好朋友见面把酒言欢，几杯酒下肚后，那个朋友就抱怨起来了："现在在皇宫里当差可不件好差事。"曹老先生说："怎么这样说啊？多少人想进去都进不去。"朋友说："您老不知道，太后她生病了，御医都看了好久都不见好，太后心情极差，现在我们每天都得提心吊胆地当差。"后来，经过一番仔细询问，曹老先生说："太后这病我能治。"于是，朋友便带他进宫了。

经过四处打理，曹老先生终于见到了慈禧。给慈禧诊过脉，看过舌苔后，曹老先生更加肯定之前的想法了。他不慌不忙地从随身携带的药袋里取出一把萝卜籽，研成细末，再加入一点面粉，用水调和均匀，搓成三颗小丸子呈给太后说道："这个是罗汉丸，供太后服用，一日三次，一次一颗，几天之后太后就能康

慈禧太后画像

复。"果然，当太后服用完三颗"罗汉果"之后，之前的一些病症就消失了，食欲大开，精神也慢慢恢复了。

事后，御医们纷纷惊奇地问曹老先生用的什么方子，曹老先生说："三钱萝卜籽。"原来，太后患的是眩晕症（高血压），加上人参吃多了，产生气有余便导致火的症候。莱菔子不仅可以解人参的补性，而且有降压、降血脂的功效。太医们听了都敬佩不已。慈禧重赏了曹老先生，并封他为"宫外御医"。

莱菔子，也就是大众日常吃的萝卜，是一味消食化积的良药。莱菔子生用，性善上行，如服用量过大，可致恶心呕吐；如果经过炒过食用，则性善降，用于降气化痰、消胀平喘。

知识延伸

现代研究证实，莱菔子有祛痰作用，此药膳用于咳喘伴痰多者。人参忌莱菔子，故吃此粥期间不能服用人参。

止血清热话马勃

【药名】马勃

【药性】辛，平。归肺经。

【功效】清热解毒，利咽，止血。

【产地】中国各地均有分布。

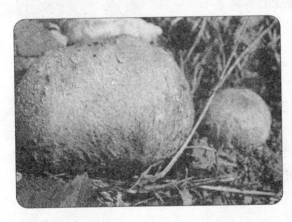

传说很久以前，在一个小山村里有个放猪娃，名叫马勃。有一年夏天，马勃和村子里的几个小伙伴一起到荒山打猪草。大家一边割草一边打打闹闹，很开心。突然，大家听到一声惨痛的叫声，谁都不知道发生了什么事，但都急忙停下手中的活，奔向那个叫喊的孩子。原来那个孩子割草的时候只顾着跟旁边的小伙伴玩耍，没注意到前面的大树，一不小心，腿腹被树杈划破了一个大伤口，鲜血直流。那孩子疼得直叫唤，别的孩子看着那么多的血往外流也吓慌了。

马勃急忙过来安慰那个小伙伴说："别哭，你把伤口按住，等我一下，我有办法帮你治。"大家都感到很惊奇，视线随着马勃的身影转，只见他在山坡上东转西转，找到一个灰褐色的灰包。马勃把灰包掰开，往孩子的伤口上一按，然后用布条扎紧，便把他背回了家。

把孩子送回家后，他的父母得知整个事情的经过后，连声谢过马勃，并且执意留马勃在家吃晚饭。马勃也没推辞，便在那孩子家陪他玩，等着吃饭。孩子的母亲对父亲说："你出去买点菜，我们要好好感谢马勃。再买些止血生肌的药回来，我看孩子用了药至少也得休息一个多星期。"马勃听到后忙说："婶，叫叔不用出去了。我就是想多陪陪小明，不用刻意为我准备饭菜，那药也不用买了，我给小明包的那灰包就能止血，过不了几天小明的伤口就会好的。"孩子的父母很吃惊地问马勃：

"什么灰包啊?""就是长在山坡上的那种大大的灰包。""孩子,你听谁说那个东西能止血啊?""你们看。"马勃弯下腰,卷起裤角,露出一道伤疤,"这就是大灰包治好的。"马勃说,"有一回我在山上砍柴,一不留神,腿被刀砍了,血流不止,疼得我直冒汗,周围一个人都没有。正在这叫天天不应、叫地地不灵的时候,我看见身边有个大灰包,急忙用它按住伤口,当时就止住了血。在山上坐着休息了一会儿,我就一拐一瘸地回家了。回家后我觉得伤口不怎么疼,就没去买药了。没想到过了几天,伤口就好了。以后,我进山砍柴或打猪草,不管手割破了,还是脸擦伤了,我都去找大灰包,用它来治,每次总是几天就能好。""这样啊,你真是个聪明的孩子。那我们家小明也用那个灰包试试。"三天之后,那孩子揭开伤口一看,果然不但没化脓,而且长出新的嫩肉来;再过两天,伤口全好了。

从此以后,孩子的父母见人就提这件事。不过多久,人们就传开了,凡有外伤就找马勃;找不到马勃的,就到山上找大灰包。日子一久,"马勃"便成了大灰包的代号。

马勃是一种植物的果实,幼嫩的时候是球形的,成熟后,干燥化为灰褐色的灰包。不但可以止血,还能清肺、解热、利咽。由于它的用途越来越多,后来就成了一味有名的中药。

知识延伸

马勃,一名灰菇,又称牛屎菇或马蹄包。属担子菌类马勃科。嫩时色白,圆球形如蘑菇,但较大,鲜美可食,嫩如豆腐。老则褐色而虚软,弹之有粉尘飞出,内部如海绵。当地印第安人曾用它当作"催泪弹"抗击入侵者。

固精养肝沙苑子

【药名】沙苑子
【药性】甘,温。归脾、肾经。
【功效】补肾固精,养肝明目。
【产地】主产于内蒙古、东北和西部地区。

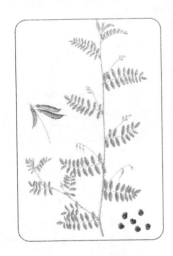

相传,唐玄宗有一位被封为永乐公主的女儿。这个公主虽然生在宫廷,生活条件极为优沃,但自幼体质极差,长得又瘦又小,面黄发焦,动不动就生病,名为永乐,其实她过得并不快乐。虽然她的父亲是当时无所不能的皇帝,但对女儿的病却束手无策,无论是宫中的御医还是民间有名的散医都给永乐公主看过病,开了很多处方,其中有好些都是贵重的药材,仍无济于事。

在永乐公主十五岁那年,发生了安史之乱,李隆基带着皇家一群人员仓皇出逃。在慌乱之中永乐公主和从小照顾她的奶娘与大家失散了。为了躲避叛军的通缉,奶娘和公主都隐姓埋名。大家听她们的口音好像是从京城来,便好奇地问她们怎么会来到陕西,奶娘便说:"我们原来住在京城,孩子父亲是做布匹生意的,一家人本来过得很幸福的,谁知道发生了战乱,京城里有人趁乱到处抢夺掳掠,丈夫因为和那些人争执了一下,就被他们活活打死了……"每次说到这奶娘便会潸然泪下,"我和孩子再也不想待在那个伤心的地方,便离开了京城。"村里人听说她们凄惨的遭遇后,大家对这对"母女"都特别地照顾。

民间的日子对奶娘和公主来说是很艰辛的,从小就锦衣玉食的公主刚开始时根本就吃不习惯那些粗茶淡饭,本来就瘦骨嶙峋的,没过一段时间瘦得就剩皮包骨了,奶娘看着公主日渐消瘦,愁得睡不着,逢人就说:"这孩子本来身体底子就单薄,来到这后水土不服,身体越来越差了,这可怎么是好啊?"

大家知道后,就告诉奶娘说:"我们当地有一位七十多岁的游乡道士,名叫东方真人,大家遇到什么疑难杂症都会去找他,都被他看好了,你可以带孩子过去试试。"奶娘急忙带公主去找东方真人,那老先生虽已年过七十,却生得鹤发童颜,精神矍铄。在给公主诊治后老人说:"孩子这病是从娘胎里带出来的,我看还是有希望治好的,只是得慢慢来。"从此以后奶娘便经常带公主去东方真人那,久而久之,渐渐地公主便和老人的小孙女成了好朋友。

公主也没了初来民间的那种惧怕与陌生感,加上少了宫廷里那些条条框框的约束,公主便经常与她的好朋友一起到野外游逛,或到山坡上去摘野果,或到小溪边抓鱼,有时还帮东方真人到沙滩上找白蒺藜。这样她们几乎每天都能喝到用自己采摘来的白蒺藜泡的茶。

日子过得飞快,不觉三年过去了。公主变得挺拔健美,像换了个人似的。后来,长安被收复了,此时玄宗已退位,当朝皇帝是永乐公主的哥哥,想到自己的亲妹妹不知去向,他很内疚,于是便诏令天下,寻觅永乐公主。

公主得知这一消息后,喜极而泣,和奶娘商榷之后准备回京。临走之前,她向照顾自己这么多年的东方真人告别并说出了事情的真相。东方真人心里虽然对这个可爱的孩子依依不舍,但同时为她终于能和家人团聚而感到开心,他还赠送了一袋白蒺藜给公主,并嘱咐她:"你身体底子差,每天用它泡茶喝,可以保持身体健康。"

公主回去后,看到她气色红润、神采奕奕,大家都很惊奇。皇兄问道:"妹妹,之前你在宫里的时候,每天锦衣玉食还整天病快快的,现在流落民间想必一定吃了不少苦,怎么反而身体比之前强多了?"公主笑了笑,把她在民间这些年来的点点滴滴都悉数告诉了哥哥。肃宗听完后大夸白蒺藜的神奇功效,并下旨以后每年都进贡白蒺藜。从此白蒺藜便成为一种家喻户晓的草药了,并由皇上下旨将其名改为沙苑子。

沙苑子能补肾阳,益肾阴,固精缩尿,用于肾虚阳痿、遗精早泄、白带过多及腰痛等,有补养肝肾以明目之效,用于肝肾不足的眩晕目昏。

知识延伸

沙苑子配白鲜皮、公丁香,可用于养颜美容,对治疗雀斑、蝴蝶斑、脸部瘢痕及祛除脸部皱纹等有很好的效果。

87

理气健脾话陈皮

【药名】陈皮

【药性】辛、苦，温。归脾、肺经。

【功效】理气健脾，燥湿化痰。

【产地】主产于广东、福建、四川、浙江、江西等地。

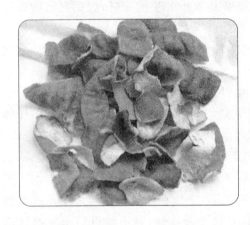

陈皮为芸香科植物橘及其栽培变种的成熟干燥果皮。提到橘，我们都会不由自主地想到与"杏林春暖"取名的医德故事——"橘井泉香"。

传说在西汉惠帝四年，有位姓潘的姑娘到河边洗衣服，当她洗累了的时候抬起头来，发现远处有一条红丝带顺着河流漂了过来。漂到她面前时，她把那条红丝带捞了起来，突然间奇怪的事发生了，手中的红丝带不翼而飞了，就在这时她似乎感觉到自己的肚子往下沉了一下。潘姑娘不知道发生了什么事，赶紧洗完衣服就回家了。

没过多久潘姑娘发现自己怀孕了，在当时没有结婚而怀孕是会遭人唾弃的。于是潘姑娘躲进了深山，将孩子生了下来，取名为苏耽。潘姑娘没有奶水，山里也找不到给婴儿吃的东西，正当她发愁时，一只白鹿走进山洞，用自己的乳汁喂养了孩子。

冬天来临时，特别寒冷，洞里没有棉絮给孩子御寒，这时一只白鹤飞了进来，用自己大而温暖的翅膀为孩子驱寒保暖……就这样，苏耽在山里健康地长大了。

在他到了能帮母亲做事的年龄，潘氏决定走出深山，到附近另一个村庄和儿子一起过日子。不久，母子二人在湖南郴州的一个村子落了户。到了上学的年龄，其母亲把他送进了私塾，教书先生觉得苏耽特别聪明，而且发现他在看病这方面特别有天赋。于是，母亲又给苏耽找了一位郎中师父。几年之后，苏耽就出了师门可以独自给人看病了，而且，很多情况下给人看病都是不计报酬的。就这样，苏耽和母亲一直都生活得很平静。

　　有一天,苏耽上山砍柴遇见了一位白胡子老人,老人家见他聪明又孝顺,便传授了一些仙术给他,这仙术能让苏耽隐身,日行万里,变化莫测。苏耽非常孝顺母亲,母亲某天突然很想吃湘潭名产臭豆腐,但当时天色将晚,估计等走到卖豆腐人那里,都已经收摊了。为了能让母亲吃到臭豆腐,苏耽用自己所学的仙术转眼间就买回来了。又过了几年,苏耽道行已经很深了,可以升天成仙了,在他临走之前对母亲说:"根据五运六气之说,儿子推断明年天下将会发生流行瘟疫,家中后院的槠树和井水可以救治疾病。患者如果恶寒发热,胸膈痞满,可以用橘叶一片,井水一升,煎汤服用。治愈后,和我在家时一样,不收取钱物。"

　　第二年果然发生了疫病,母亲便按照儿子临走前交代的方法去做,所有的病人都治好了。原来,橘叶是能疏肝、行气、化痰的中药,而橘皮则是有名的中药"陈皮",不成熟的橘皮称为"青皮",具有疏肝破气、消积化滞的功效。

　　"苏耽橘井"的美名就这样传了下来,成了称颂良医美德的专有名词。

　　陈皮辛行温通,有行气止痛、健脾和中之功。又因味苦燥湿,故寒湿阻中的脾胃气滞,脘腹胀痛、恶心呕吐、泄泻者,用之尤为适宜。陈皮不宜与半夏、南星同用;不宜与温热香燥药同用。气虚体燥、阴虚燥咳、吐血及内有实热者慎服。

知识延伸

　　冬季是人们进补的大好时节,但一些具有滋补作用的中药在服用过程中,容易导致腹胀、食欲减退等不适,适当加入一些理气和胃的陈皮,再配合一些健脾化湿的薏米、云苓,就可以减少上述不适的发生。另外,对于因饮食过量导致肠胃功能紊乱的人,在吃白米粥等清淡食物的同时,可以用3片生姜、3枚红枣和1~2片陈皮煮汤或泡水服用,也可以发挥良好的调理作用,有利于促进肠胃功能的快速恢复。

清热散风金银花

【药名】金银花
【药性】甘，寒。归肺、心、胃经。
【功效】清热解毒，凉散风热。
【产地】主产安徽、浙江、江西、福建、湖北、湖南、广东、广西、四川及
　　　　贵州。

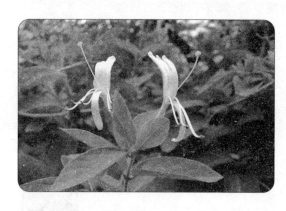

　　古时候，有座村里有对善良的夫妻，妻子怀了双胞胎，生下一对可爱的女儿，一个叫金花，一个叫银花。她俩长得如花似玉、聪明伶俐、不仅父母疼爱，乡亲、邻居们也非常喜欢这对姐妹。

　　两姐妹都到十八岁了，求亲的人络绎不绝，几乎踏破门坎。可是姐妹俩谁也不愿出嫁，生怕从此分离。她俩私下发誓："生愿同床、死愿同葬！"父母也拿她俩没办法。

　　谁知好景不长，忽然有一天，金花得了病，这病来势又凶又急，浑身发热，起红斑，卧床不起。请来医生给她看了病，医生惊叹地说："哎呀！这是热毒症，无药可医，只好等死了！"

　　银花听说姐姐的病没法治，整天守着姐姐，哭得死去活来。

　　金花对银花说："离开我远一点吧！这病会传染人。"

　　银花说："我恨不得替姐姐得病受苦，还怕什么染不染病呢？"金花说："反正我活不成了，妹妹还得活呀！"

　　银花说："姐姐怎么忘啦？咱们有誓在先：'生同床，死同葬。'姐姐如有个好歹，我绝不一个人独活！"

　　没过几天，金花的病更重了，银花也卧床不起了。

她俩对父母说："我们死后，要变成专门治热毒病的药草。不能让得这种病的人再像我们这样干等死。"

姐妹俩死后，乡亲们帮着其父母把她俩葬在一个坟里。

来年春天，百草发芽。可是这座坟上却什么草也不长，单单生出一棵绿叶的小藤。三年过去，这小藤长得十分茂盛。到了夏天开花时，先白后黄，黄白相间。人们都觉得很奇怪，认为黄的就是金花，那白的是银花。想起两姐妹临终前的话，就采花入药，用来治热毒症，果然见效。

从此，人们就把这种藤上的花称为"金银花"了。

金银花味甘性寒，气味芳香，既可清透疏表，又能解血分热毒，尤为治阳性疮疡的要药。配以连翘、牛蒡子、薄荷、荆芥，则疏表解热；配以鲜生地、玄参、连翘、竹叶卷心等，则清营泄热；配以紫花地丁、野菊花、蒲公英，则解毒疗疮；配以黄耆、当归、甘草，则托毒消痈；配以黄芩、白芍、甘草等，则清热治痢。

知识延伸

采集金银花颇有讲究，须在晴天清晨露水刚干时摘取，并实时晾晒或阴干，这样药效才佳。

抗衰乌发何首乌

【药名】何首乌

【药性】苦、干、涩，微温。归肝、肾经。

【功效】制用：补益生精。生用：解毒，截疟，润肠通便。

【产地】中国大部分地区有出产。

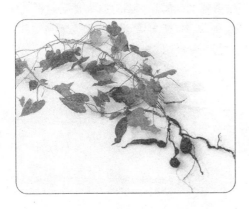

相传古时候，有个老汉叫何田儿，他从小就体弱多病，须发早早就白了，五十多岁了，但却没有一儿半女。老婆和他这些年来一直都在为此而烦恼。

有一天，他的一个朋友的女儿出嫁，朋友住在山的那一边。在白天的酒宴上，田老汉看到朋友嫁女儿的欢喜进而联想到自己膝下无儿无女，心里很不是滋味，于是不自觉地多喝了几杯，天黑回家时已经醉醺醺了。回家的山路有一段路崎岖难走，醉意甚浓的田老汉一不小心被一根从山上蔓延下来的藤茎给绊倒了，剧烈的疼痛让田老汉清醒过来了，他顺着绊倒自己的藤茎往上看，只见这株植物的枝蔓互相纠缠，纠缠一会儿又分开，分开了又纠缠，周而复始，循环不止。田老汉觉得此物很奇特，就动手把它的根茎挖了出来。只见那根茎酷似人形，非比寻常，于是田老汉把它带回了家。

第二天，田老汉拿着昨晚挖回的根茎，在村里到处询问，遗憾的是没人认识它。田老汉也不敢轻易尝试。就这样，几个月后的一天，有个从外地路过的老中医听说了此事，主动到田老汉家中，想看看这根茎。田老汉知其来意后，很高兴地找出了那已经风干了的根茎，老中医看过后说："我不曾见过此物。不过，此物这般异样，一定是珍奇之物。根据我多年来采药和行医的经验，我觉得你可以把它当作补药来服用，一定会大有益处的。"田老汉听了这才放心地试着吃这些药材，他遵照老中医的嘱咐，把挖回的根茎研成粉末，每天空腹服用，黄酒为引送服一钱。

一段时间后,田老汉发现以前的一些旧病都消失了,脸色红润,精力旺盛。更神奇的是一头苍白的头发变得乌黑发亮,而且妻子还给他生了个胖儿子。在后来的日子中,田老汉一直坚持服用此药,他的身体也因此一天强似一天,最后活到了一百多岁。

何田儿返衰老为健壮,变白发为乌发之事,在民间被视为罕见传奇之事广为传播,后来很多人都效仿田老汉把此药当补品来用。由于是何田儿最先服用此药,并且白了那么多年的头发变黑了,所以大家把这种藤本植物的根茎取名为何首乌,其茎蔓取名为夜交藤。

何首乌能补血养肝,益精固肾,乌须发,强筋骨,用于血虚而见头昏目眩,心悸失眠,萎黄乏力,肝肾精血亏虚的眩晕耳鸣,腰膝酸软,遗精崩带,须发早白等症;生首乌有截疟、润肠、解毒之效,用于体虚久疟,肠燥便秘及痈疽、瘰疬等症。

何首乌是现代应用广泛的延年益寿的药物之一,常用于食疗。

知识延伸

近年来,多次在媒体上看见一些地方发现人形何首乌的报导,其形状往往可以看出颇似人之男女的异性。对此,有人大肆地渲染其有特殊功效。在研究这些异性何首乌之后,发现多数是人为加工的。一般是利用何首乌生命力强的特点,用竹签把形如鸡蛋大的小何首乌纵横连接起来,然后雕成人形,埋入土中继续生长几年后再挖出来;或用木块或砖块做成人物模型,把小的何首乌根块放入,让其继续生长最终长满模块。其实即便是真正的"人形何首乌"和一般形状的药效并无差别,因此,对"人形何首乌"的神话,我们应当以平常心对待,不为骗术所蒙骗。

解暑祛热话藿香

【药名】藿香
【药性】辛,微温。归脾、胃、肺经。
【功效】化湿,止呕,解暑。
【产地】主产于广东、海南等地。

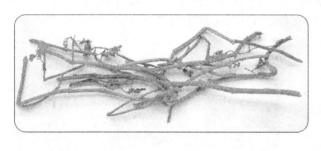

从前,有对相依为命的兄妹,妹妹叫藿香。他们的父母在他们很小的时候由于一场瘟疫而去世了,后来哥哥成亲了,娶得嫂子名叫佩兰。佩兰十分疼爱妹妹,藿香也很体贴嫂子。不久哥哥外出从军了,家中就只剩姑嫂两人了。白天她们一块儿下田做农活,一块儿操持家务;晚上她们一起做针线活,一起谈心。

一年夏天,天气异常炎热,在田里劳作的嫂子不幸中暑了,一阵眩晕,便倒在了田埂上。在一旁帮忙的藿香急忙把嫂子扶回家,说:"嫂子你好好地休息! 以前哥哥教我认识过两种药草可以祛暑解热,我进山挖些回来,给你煎汤喝吧!""不行不行!"佩兰急忙阻止妹妹,"我休息一下就好了,你不用为我担心。山里不安全,你一个小姑娘,我怎么能让你进山冒险呢?"藿香看着嫂子苍白的脸,知道嫂子一定很难受。联想到父母临终前那副虚弱憔悴的面孔,藿香不禁打了个冷战,她感到很害怕,害怕失去嫂子。所以一心想给嫂子治病的藿香骗嫂子说:"嫂子,躺着不要动,我去厨房做点吃的给你。"藿香想:"我上山采点药,用不了多长时间就能回来了,药采回来了嫂子就不会说我什么了。"于是她便偷偷地背上背篓,拿着锄头,进山去了。

天都黑了,嫂子一觉醒来,见屋里屋外静悄悄的。便猜到妹妹出门了。佩兰唯恐妹妹有什么闪失,心里忐忑不安,两眼紧盯着房门,但一直没见妹妹的人影。

就在佩兰望眼欲穿时,藿香回来了。佩兰松了口气,却又猛然吓呆了。只见藿香跌跌撞撞地踏进家门,还没来得及叫声"嫂子"便跌坐在地上,脸色煞白,嘴唇发紫,两眼呆滞,佩兰吓了一跳,急忙挣扎着起来去搀扶妹妹,发现妹妹的手冰凉冰凉的,佩兰急得哭起来,问道:"藿香你这是怎么了?"藿香微弱地回答嫂子:"我不小心被毒蛇咬了。"嫂子顿时心惊,急着问:"咬着哪里了?"藿香用毫无力气的手指了指自己的左脚。佩兰赶紧脱下藿香的鞋袜,看见藿香的脚面又红又肿。想都没想佩兰便俯下身子吸取妹妹伤口里的毒血。藿香哭着推开嫂子,说:"嫂子,不要。"佩兰紧紧握住妹妹的脚踝,说道:"只要还有一线希望我也得救活妹妹!"

就这样,佩兰为藿香吸取了一大摊的毒血,自己也中毒了,可惜的是,藿香中毒太深,虽然佩兰做了最大的努力,藿香还是死去了。佩兰也已经奄奄一息了。第二天,邻居有人过来她们家借东西,发现姑嫂两人都躺在地上,连忙叫乡亲们过来帮忙救治。

佩兰对乡亲们说:"我估计是不行了。等我丈夫回来后,请大家帮我跟他说我对不起他,没能照顾好藿香。"大家眼睛都湿润了,只见佩兰艰难地从妹妹的药篓里佩取出两株药草,接着说:"这是藿香进山为我挖回来的解暑祛热的草药,这家传的草药还没取名字,这圆叶粗茎的,能芳香化浊,开胃止呕,发表解暑,就叫'藿香'吧;这种根茎横走,叶对生的,能治感受暑湿,寒热头痛,就叫'佩兰'吧……"话音刚落,便死去了。

被这对姑嫂深深感动的乡亲们将她们两人埋葬了。并将她们留下的草药广泛种植。从此,藿香与佩兰便成了常用中药。

藿香产于中国大部分地区,因产地不同而有不同名称。产于江苏苏州者称苏藿香;产于浙江者称杜藿香;产于四川者称川藿香。然其大多数野生于山坡、路旁,故亦统称为野藿香。该类藿香较广藿香味淡,品质较次。广藿香,亦称南藿香。该品种与上述藿香同科不同属,原产于菲律宾等东南亚各国,广东、台湾等地也有栽培。广藿香有浓郁的特异清香,味微苦而辛,品质最佳,化湿和中、解暑避秽之力尤胜。

知识延伸

藿香还可凉拌食用,用于解表散邪,利湿除风,清热止渴。

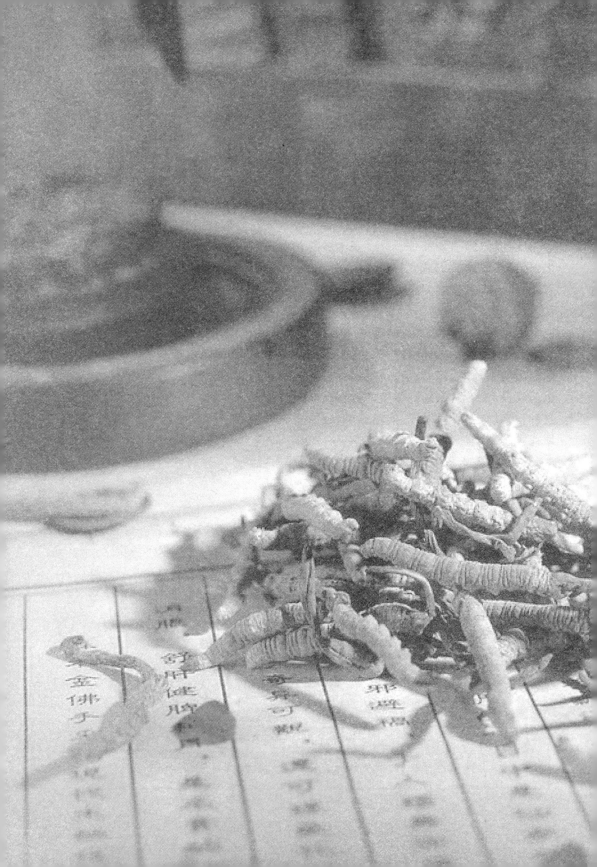

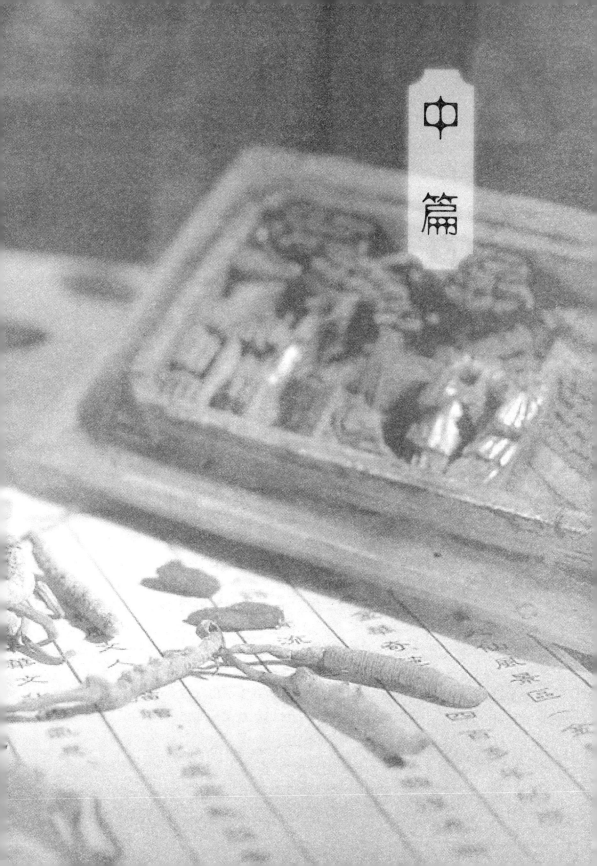

中

篇

药食两用话百合

【药名】百合
【药性】甘，微寒。归肺、心、胃经。
【功效】养阴润肺，清心安神。
【产地】中国各地均产。

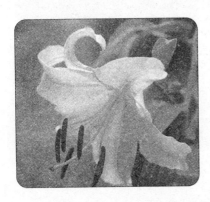

传说很久以前，在东海上经常有一群海盗出没，他们靠打劫海边渔民为生。有一天，这群海盗又倾巢出动了，他们来到一个之前选好的渔村。海盗的船停好后，就将村子四周围了个水泄不通，大家见他们个个人高马大，长相凶恶，没人敢站出来反抗，只好眼睁睁地看着他们抢走自己的粮食和钱财。临走前，他们打算带走一群妇女和儿童，渔民们奋力反抗，可是势单力薄的渔民根本就不是那群训练有素的海盗的对手，没多长时间，就死了好几个渔民，最后海盗们带着他们的收获扬长而去了，剩下身后一片狼藉和村子里无限凄凉。

被抓上岛的妇女被他们当佣人使唤，每天都得给他们洗衣、做饭；孩子们则每天受到专门的人训练，希望等孩子们长大了也能成为海盗。海盗时常会去不同的村子打劫，每次回来都会带很多"战利品"到岛上，他们用抢回来的钱财去别的地方换美味的食物、香醇的美酒与基本生活用品。除非是岛上的妇女相继死去，他们才会抢人回岛上。

一天，海盗船又驶离海岛，到别的地方抢劫去了。由于这次要去抢劫的渔村比较大，海盗为了万无一失，决定海岛上所有的海盗都出动，连个看守的人都没留下，因为他们知道这些手无缚鸡之力的孩子和妇女是无论如何也逃不出这位于茫茫大海中的孤岛的。

就在海盗出海的第二天，天气骤变，狂风大作，大雨如泼，海浪一浪高一浪。岛上的妇女见这般情景，纷纷在心里祈祷希望龙王能把他们的船掀翻，也许上苍真的对这群可怜的孩子和妇女动了恻隐之心,海盗的船果真在这次风浪中沉没了,船上所有的人都长眠于大海之中了。时间悄无声息地流走了,大家依旧看不见海盗的踪影,心里暗自高兴。再过了些时日,大家确定海盗在那次暴风雨丧命了,所有的人高兴得手足舞蹈。

但是,高兴只是暂时的,因为面对着茫茫大海他们不知道怎么回去,大家都很思念家人。又过了些日子,情况更加糟糕,海盗储备的粮食被大家吃完了,大家又开始担心起来,并且陷入了无限的恐慌之中。为了生存只要是能入口的东西大家都吃,岛上的野果子、动物、冲上海滩的鱼……在他们挖回来野果中有一种草根,圆圆的像大蒜头一样,根块肉厚肥实。大伙把它洗干净,煮熟后,又香又甜,最后大伙就都纷纷挖起这种野草根子来了。吃了一段时间后,大家发现这东西既能当主食充饥又能治病,因为之前几个患痨伤咳血的病人现在都慢慢好起来了。就这样他们在岛上度过了一个冬天。

春天到来了,有一天,一条采药船来到了孤岛。岛上的大人、小孩都异常地高兴,她们把自己的遭遇跟采药人详细地说了一遍。采药人对他们的遭遇深表同情,同时也觉得很奇怪,便问道:"这荒岛上根本不长粮食,这么长时间你们是怎么生存下来的啊?""而且我感觉大家气色、身体都不错。"采药人笑着补充道。大家便把他们吃了一个冬天的"大蒜头"拿给采药人看。采药人尝了一点,很甜,有种沁人心脾的感觉,猜想它可能具有药性。

后来,在采药人的帮助下,大家都成功获救了,在离开的时候还带走了许多曾经救过他们性命的"大蒜头"。经过研究发现,那些"大蒜头"果然是药。由于在岛上遇难的妇女和孩子,合起来一共有百人,这种药是他们百人采挖品尝后发现的,就把它叫做"百合"了。

百合能养阴清肺,润燥止咳,用于肺阴虚的燥热咳嗽及劳嗽久咳,痰中带血等;能清心安神,用于热病余热未清,虚烦惊悸,失眠多梦等。百合鳞茎肉质肥厚,含有丰富的淀粉和蛋白质,熟食有独特的风味,是蔬菜中的珍品,历来被认为是滋补佳品。在中国,不论是南方还是北方,多以百合煲汤、熬粥来养生。南方人还用鲜百合烹制出各种菜肴。广州人爱用百合加绿豆、淮山等煲汤做夏日的清补凉汤。

清热生津话知母

【药名】知母
【药性】苦、甘，寒。归脾、胃、肾经。
【功效】清热泻火，生津润燥。
【产地】主产于河北、山西及山东等地。

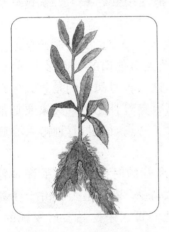

有个老婆婆，她年轻的时候靠上山采药为生，很多时候她都把自己辛苦采得的草药分文不取地送给那些看不起病的穷人，得到老人家帮助的人不计其数。但是岁月不饶人，渐渐地老婆婆年老了，膝下无儿无女，进山采药对她来说成了一件很困难的事情，时间久了，老人家连吃饭的钱都没了，最后只得靠沿街乞讨为生。

很多被老婆婆帮助过的人都愿意收留老人家，但她拒绝了。老婆婆有自己的想法，她不想拖累那些穷人，更重要的是她希望在自己有限的生命里找到一个能继承她采药本事的可靠人，使自己这几十年风风雨雨里得来的宝贵经验得到流传，人们的各种病痛能得到好的治疗。在沿街乞讨的日子里，老婆婆逢人就说："谁愿意收留我孤老太婆，我就传授他识药的本领。"

老婆婆在大街上行乞了很长一段日子，起初并没有人理会她，只以为她是个无依无靠，想以此讨点吃喝的可怜人。有一天，有个富家公子从酒楼里出来，遇到了在酒楼门口乞讨的老婆婆，听见她嘴里不停地唠叨着："谁愿意收留我孤老太婆，我就传授他识药的本领。"善于察言观色的他，从老人家平和的眼神中看出老婆婆没有说谎，想到平时和自己往来的一些达官贵人里经常患病的不少，如果能学到采药看病的本事，岂不是更容易和那群人搞好关系？富家公子心里一边盘算着一边走到老婆婆面前，对老婆婆说："老人家，您跟我回府吧！我一定把您当作亲生爹娘照顾！"老婆婆答应了。

住进富家公子家后，老婆婆得到了很好的待遇。老婆婆住得是最好的房子，每天食必珍馐,还有贴身丫鬟服侍。日子过得很快,转眼一个月的时间就过去了,富家公子见老婆婆丝毫不曾提起采药的事情,终于按捺不住了,便问老人家:"不知道您在这住得还习惯吗? 有什么不周到的您尽管对我说。"老婆婆回答:"一切都很好。"富家公子见机忙上问道:"那不知您什么时候教我采药?"老婆婆笑笑说道:"不用急,还不到时候。"富家公子听到这样的回答当场就火冒三丈,对老婆婆大声吼道:"你这个骗吃骗喝的老东西,还想我养你到什么时候。滚,马上给我滚!"老婆婆没说什么只是静静地回房收拾了自己的东西便离开了。从此,又开始了沿街乞讨的生活。

日久天长,人们都把老太婆当成了疯子,谁也不再理她。有一天,由于上了岁数加上风寒感冒,老太婆晕倒在一家门口。这户主人是个年轻的樵夫,以砍柴为生,家中有妻子、儿子,他回家时见老太婆昏倒在自己家门口,便把她搀扶回家,叫妻子熬了些稀饭和姜汤给老人家送到床头。几天后老人家身体恢复过来便告辞要离开,樵夫见数九寒天,她一个孤寡老人在外不放心,便执意把她留下来了。就这样老人家一住三年。这三年里樵夫对待她就像对他的亲娘一样,耐心侍奉,毫无怨言。老太婆心中暗喜,终于在我死前找到继承人。

春日里的一天,老太婆叫樵夫背她上山,到了山坡后指着一丛线性叶子、开着雪白带紫色条纹花朵的野草,叫樵夫把它的根挖出来,然后指着黄褐色的根茎说:"这是一种能清热泻火、生津润燥的草药。孩子,你好好记住它,将来会发挥很大作用的。这么些年来,我一直在寻找知心又老实厚道的人,终于在我死之前遇到了你。"樵夫听老婆婆这样说心里很难受,"就叫它'知母'吧!"老婆婆欣慰地说着,后来,老婆婆把自己毕生所学都毫无保留地教给了樵夫,樵夫也就改行成采药了。他也像老婆婆一样无私地帮助了很多贫困的人们。

知母性味苦寒而不燥,上能清肺,中能凉胃,下能泻肾火。配以黄芩,则泻肺火;配石膏,则清胃热;配黄柏,则泻肾火。知母既能清实热,又可退虚热,但它滋阴生津的功效较弱,用于阴虚内热、肺虚燥咳及消渴等症,须与滋阴药配伍,始能发挥它的作用。本品能润燥滑肠,故脾虚便溏者不宜使用。

知识延伸

知母与石膏均能清热泻火,可用治温热病气分热盛及肺热咳嗽等症。但知母泻火之中长于清润,肺热燥咳,内热骨蒸,消渴多选知母;石膏泻火之中长于清解,重在清泻肺胃实火,肺热喘咳,胃火头痛、牙痛多用石膏。

回阳通脉话干姜

【药名】干姜

【药性】辛,热。归脾、胃、肺、心、肾经。

【功效】温中散寒,回阳通脉,温肺化饮。

【产地】主产于四川、广西、广东、湖南、湖北等地。

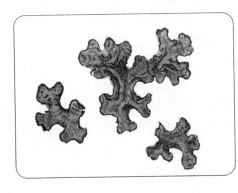

金朝有位著名的医学家叫李杲,字明之,号东垣老人。李杲学医于张元素,尽得其传而又独有发挥。有一次,冬天刚过不久,有个姓冯的青年不小心染上了风寒,眼睛发红、口渴、困乏,他以为伤寒是小病,就找了个江湖郎中给看了看,那郎中虽说不是什么名医名家,也有多年的行医经验,他替姓冯的年轻人把了把脉,当时的脉象为一呼一吸搏动七、八次,郎中即诊治为热症,于是,给他开了承气汤,方子含大黄、厚朴、枳实、芒硝等一类药物。这在当时是用来治疗伤寒阳明的一般用药,可以用来涤荡腹中的积滞。

李杲与冯姓青年的叔叔是好朋友,这天正好到他们家看望朋友。刚走进院子,就闻见熬药的味道。于是,进屋和朋友寒暄几句后,便问道:"我看院子里在煎药,不知道冯兄家里有谁生病了?""侄儿前几天不小心患了伤寒,刚请郎中看过了,没有什么大碍,吃几服药就会好的。"朋友笑着回答道。出于医生的本能,李杲又问了一句:"侄儿的病,郎中怎么诊治的啊?"朋友便将侄儿是如何得病的和郎中开的是什么药详细说了一遍,李杲听后皱着眉头思考了一下,什么都没说,只是叫朋友带他去看病中的孩子。

李杲慢慢走到孩子床边,一边切脉检查,一边仔细观察其面容,顿时惊讶不已,立即对朋友说:"你们这哪是给孩子治病啊!简直就是不让他活命了。"朋友一听,犹如当头一棒,说道:"李兄,你这样说是什么意思?"李杲接着说:"《内经》上说'在脉,诸数为热,诸迟为寒',现在这个孩子的脉象大而满指,搏动幅度是平常脉象的好几倍，一呼一吸脉搏跳动的次数有七、八次，表面上看起来是极热症。但是在《会要大论》中也有指出，病有脉从而病反者何也？脉至而从，按之不鼓，诸阳皆然。意思是说脉象有时也会转化疾病，脉象是热症而病却是相反的。现在孩子的病已经转化为阴症了。"朋友听完吓了一大跳，立刻问李杲："幸亏今天李兄到家里来，那这病现在该怎么治啊？"在切完脉后，李杲心中已有治病的方法了，他说："冯兄，不用着急。这阴症也好治，你叫人准备一些干姜、附子为孩子煎熬，以热因寒法进行治疗，就会好的。"

朋友按照李杲说的去做，侄儿在服了几服药之后，病就全好了。这件事流传开来后，李杲名声一时大震，每天求医者络绎不绝。有人称他用药如"韩信点兵"一样灵活。

干姜，辛热燥烈，长于温中散寒、健运脾阳，用于脘腹冷痛，寒呕，冷泻；性味辛热，能回阳通脉，用治心肾阳虚，阴寒内盛所致之亡阳厥逆，脉微欲绝者；辛热，善能温肺化饮，用于寒饮咳喘，形寒背冷，痰多清稀之症。

知识延伸

干姜恶黄连、黄芩、天鼠矢。

亦药亦食话葛根

【药名】葛根

【药性】甘、辛,凉。归脾、胃经。

【功效】解肌退热,透疹,生津止渴,升阳止泻。

【产地】野葛主产于湖南、河南、广东、江浙等地;甘葛藤多为栽培,主产于广西、广东等省,四川、云南地区亦产。

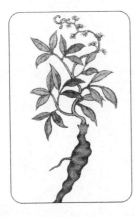

相传在古时候,有一位善良的采药老人深居在山里,他以采药为生,常常把采来的药草分给山下没钱治病的贫苦百姓,大家都很感激和敬佩他。

一天,采药老人正在山上采药,突然听见山下一阵人喊马嘶声。老人准备下山探个明白,忽然有个小孩子向他跑过来,突然跪在老人门前,泪眼婆婆地恳求老人:"老爷爷,你救救我吧!那些官兵是来抓我的。如果被他们抓回去,我就没命了。"断断续续地说不清,老人没多想就把那孩子藏进了一个密洞里,那个地方是他几年前采药时无意间发现的,非常隐秘。官兵们四处搜查都没发现,最后天黑了,筋疲力尽的他们便下山了,回去后谎称那孩子掉下山崖了,找不到人了,就这样交了差事。

官兵走后老人把那孩子带回家中,给他做了热乎乎的晚饭,给他准备了暖暖的被子,孩子由于受到了过度的惊吓,过了好多天才慢慢恢复过来。那孩子告诉老人,他是葛员外的儿子,父亲为官清正廉洁,因为看不惯奸臣陷害忠良的恶劣行为,便告老还乡。谁知那些奸臣还是不放过他,诬告父亲贪赃枉法,昏庸无能的皇帝一听,信以为真,于是传旨捉拿葛员外及其全家人等,押到京城,满门抄斩。父亲听到凶信后,对我说:"君要臣死,臣不得不死。想我葛家世代忠良,今天却落得如此下场!儿啊,你是葛家唯一的一根独苗,如果你一同被杀,葛家就绝后了,你得逃出去,延续我们葛家祖先的香火。"说到这,葛少爷已经泣不成声了。

老人听后为葛员外全家感到悲痛,他对葛家也有所听闻,知道葛员外是个一心为百姓着想的好官。"孩子，你以后有什么打算吗？"老人关切地问。"老爷爷，我们全家都被满门抄斩了，我现在已经无依无靠了，如果爷爷不嫌弃，我愿意跟着爷爷采药，侍奉爷爷！"老人听了葛少爷的话，感觉他可怜、心诚，自己又没有儿女，孤身一人，就答应了。

从此，老人就把这孩子留在了自己身边，一起上山采药。无论是炎炎夏日还是寒冷的冬天，葛少爷都能陪在老人身边，背着药篓随着老人翻山越岭，过水穿涧。他吃苦耐劳，勤奋好学，而且心智聪慧。他们发现了一种治疗发热口渴、泄泻之症的块根，疗效很好，老人经常用这块根给穷人治病。

后来，采药老人去世了，葛少爷还在用那块根给大家治病。有人问道，这么好用的要叫什么名字？葛少爷想到自己悲惨的身世，想到自己是靠采药老人的相救才留下这条命的，于是便把这药叫"葛根"。从此，葛根的药名就流传至今。

葛根是一味古老而常用的中药，早在汉朝张仲景的《伤寒论》中就有"葛根汤"这一著名方剂，至今仍是重要的解表方。《本草正义》谓葛根"最能开发脾胃清阳之气"。葛根能解表退热，生津，透疹，升阳止泻。用于外感发热头痛、高血压颈项强痛、口渴、消渴、麻疹不透、热痢、泄泻。明朝著名的医学家李时珍对葛根进行了系统的研究，认为葛根的茎、叶、花、果、根均可入药。

知识延伸

葛根可药食两用。

发汗解表话麻黄

【药名】麻黄

【药性】辛、微苦,温。归肺、膀胱经。

【功效】发汗解表,宣肺平喘,利水消肿。

【产地】主产于河北、山西、内蒙古、甘肃等地。

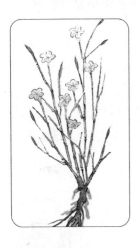

从前,有一位老人懂医知药,无论是在看病治人还是在辨草识药方面都累积了很丰富的经验。可惜的是,老人虽年过花甲,膝下却没有一儿半女,老人不想在自己百年之后这些好不容易积攒的知识就这样随自己而去。于是,老人便寻思着要收一个徒弟。

有一次,老人又上山采药了,一不小心被毒蛇咬了。这种事并不是第一次发生,所以老人很镇定。他包扎好腿,一步一步地往前挪,在他的印象中不远处就有解毒的药,也许是岁数大了的缘故,没走一会儿,老人就支持不住了,倒在地上不能动弹了。就在这时,有个上山砍柴的年轻人经过,他发现了老人,在老人的指示下找到解毒的草药救活了老人。

老人见年轻人学东西快,又救过自己一命,便收他为徒了。刚开始那徒弟学得非常认真了,但他这人有个缺点就是骄傲自满。一年多时间过去了,他变得更加狂妄了,经常把师父的话当耳边风,不把师父放在眼里,师父常常被他气得不行。

有好几次他背着师父卖药给别人,然后自己把钱拿去喝酒。师父得知后,把徒弟叫到面前,伤心地说:"你已经长大了,师父也老了,该传授给你的知识也传授完了,你可以出师门了,好好收拾一下,走吧!"虽然有点突然,但徒弟不在乎地说:"谢谢师父这一年以来对我的栽培,如果师父没有什么可以教了的话,我也不想再留在这了。我想出去闯荡一番,一定会大有作为的!"

师父难过又不放心地说:"有一种药,你不能随便卖给人吃,病情辨别不清,吃了就会出问题的。""什么药啊?"徒弟暗想临走前师父还不忘唠叨,"是无叶草,它的茎可以用来发汗,而它的根是止汗的,一定不要弄错了,否则会出问题的。""茎发汗,根止汗。这有什么难理解的,人老了就是啰嗦。"徒弟不以为意,向师父作揖言谢后,徒弟头也不回地离开了。

从此,师徒两人各自过着自己的日子。师父,照旧进山采药,看病治人,只是他会时常惦记着徒弟,想着他现在怎么样;徒弟,离开师父后,满怀热情地准备大展拳脚,在当地开了家药店,一边卖药一边看病。凭借在师父哪里学到的些许本领,他也看好了不少病人,这时的徒弟更加不知天高地厚了。

可是好景不长,有一天,有个病人被徒弟治死了。死者家属将其告到了衙门。这个案子很简单,一经审问县官便给徒弟判了个庸医治死人的罪名,判坐十年大狱。徒弟心里不服,向县官申辩道:"我没做错什么,这治病救人的法子都是师父传授的,要治罪最多我也只是被人误导而已。"县官一听,觉得这师父也有点问题,于是差人把师父找来。师父了解整个事件后,对县官说了实情。县官听完后,心中明白了大致情况,问堂下的徒弟:"你把当日师父交代你的话说给本官听听。"

徒弟一听着急了,他自己都记不清是"有汗用根,无汗用茎"还是"有汗用茎,无汗用根",情急之下便随口胡说了:"发汗用茎,止汗用根。"县官接着问:"你给病人用得什么啊?"徒弟急得满头大汗,擦了擦额头上的汗珠,吞吞吐吐地说:"用的是茎。"县官大怒,"病人已经浑身出虚汗,需要止汗,你却用发汗的茎,这不是乱来吗?自己学医不精,还赖在师父身上。来人,给我重打四十大板。"徒弟被当场打了四十大板,随后就入狱十年。师父无罪,当堂释放。

出狱后,徒弟端正了态度,诚心诚意地回来向师父道歉,并希望能继续跟着师父学医。师父见徒弟一片真心,便不计前嫌,再次收下了他。从此,徒弟再用"无叶草"时就格外小心了。为了记住这种草曾经给自己带来过莫大的麻烦,就取名叫"麻烦草",后来又因为这草的根是黄色的,又改叫"麻黄"。

麻黄为麻黄科植物草麻黄、木贼麻黄和中麻黄的草质茎。以色淡绿或黄绿,内心色红棕,手拉不脱节,味苦涩者为佳。能够发汗解表,宣肺平喘,利水消肿,温经通滕。

知识延伸

用麻黄发汗、利水宜生用,止咳平喘多蜜炙用。

107

止咳良药话贝母

【药名】 贝母

【药性】 苦，寒。归肺、心经。

【功效】 清热化痰，散结消痈。

【产地】 产于四川、云南、陕西秦巴山区、甘肃等地。

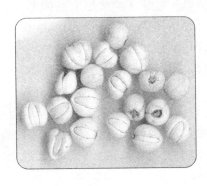

从前有一个孕妇，历经十月怀胎的漫长过程后，顺利产下了一个健康的孩子。但她身体很虚弱，生下孩子后便晕了过去。等她醒过来时，孩子已经死了。三年来，这种不幸一再发生，家人和媳妇都很苦闷，大家都不知如何是好。

有一天，村里来了个算命的瞎子，迷信的婆婆把自己的苦水一股脑儿地倒给了瞎子，希望能从他那里得到一些指点。瞎子说要排排媳妇的八字才能掐算出来一二。于是，婆婆便把媳妇的生辰八字悉数报给了他。

瞎子听完后，掐着手指算了算，皱眉说道："难怪如此。"婆婆见瞎子似乎得知天机的样子，便急忙问："请先生快说。"瞎子说："你家媳妇属虎，生下来的孩子都被她的凶猛气焰给吓死了。"婆婆一听急了："虎毒还不食子，她怎么能杀死自己的孩子呢？"瞎子继续装腔作势地说："这是她命中注定的。"

看瞎子一副气定神闲的样子婆婆急忙又问："想必先生一定有办法，你可得帮帮我啊！我家就这一个儿子，可不能这样断了香火啊？钱方面的事，我们好商量。"瞎子听婆婆如此说，心中早已高兴得不行，不急不忙地说道："村子的东边有个海，海上有座岛，下次孩子一出生，你们便将他抱着跑到那座岛上，因为老虎怕水，孩子上了岛就安全了。"

晚上，婆婆把儿子和丈夫叫到一块儿，把白天瞎子说的话细致地告诉了他们两人。大家都达成了共识，决定按照瞎子的办法试试。一年以后，媳妇又将生产了。丈夫事先在海边准备好了船只，只等妻子将孩子生下来。几天后，孩子出生了，像往年一样孩子一出世,母亲便晕了过去。留下婆婆照料妻子,丈夫抱起孩子就跑向东边的大海。可是还没来得及到海边,孩子便死在了丈夫的怀抱里。婆婆再也承受不住这样的打击了,她和儿子商量,准备休掉媳妇,娶一个能养活孩子的回来。丈夫虽然心中不愿意,可是他也不想看到老人伤心。媳妇知道他们的打算后,在家哭得死去活来。

这时,有个路过村子的郎中恰好经过他们家门口,听到妻子悲切的哭声,郎中便走进屋问道:"你们遇到什么困难了吗?我是个郎中,说来听听也许帮得上忙的。"媳妇哭着将事情的前前后后细说了一遍,郎中仔细观察了番媳妇的气色,发现她脸色暗沉发青,便说道:"我观察到你的气色不是很好,先给你把把脉吧!"把完脉后郎中心中已有数,便说道:"你们先不要休掉她,我有办法让你们有个活的孩子。"

婆婆不相信地说:"上次那个瞎算命的都没能救活孩子,你能有什么办法啊?"郎中笑道:"算命的是胡诌,哪懂得看病治人啊!你家媳妇是肺脏有病,气力不足,加上生产耗气力过多,生下来的孩子很虚弱,自然难存活。我给你们开一种草药,就生长在海边的沙滩石缝之中,让她连续吃三个月,一年以后保准能养个活孩子。"公婆感觉郎中说得有些道理,并且看在媳妇和儿子这么多年夫妻情分上,于是,商量后决定再试试看。

从那以后,丈夫便每天到海边采那些叶子先端卷须的草药回家,将其鳞茎煎药给妻子服用。一直坚持了三个月后,妻子又怀孕了,十个月后顺利地产下了个健康活泼的儿子。一家人高兴得大庆了好几天。大家想着应该好好感谢那位郎中,可是再也没见谁见到过他。丈夫想到是那些草药治好了妻子的病,才顺利生下孩子,所以应该将那些草药广泛栽种,使它发挥更大作用,帮助更多的人。想到它还没有名字便和妻子商量给它取个名字,便于人们记忆与使用。妻子说道:"我们好不容易才得到这个宝贝儿子,现在母子平安,就叫'贝母'吧!"

贝母是一种众人皆知的止咳良药,常用的贝母包括川贝母、浙贝母和土贝母三种,其名字虽然相似,但功效却大不相同,购买时需加以注意。

川贝母特别适用于肺燥或秋燥所致的咳嗽;如果患者表现为咳嗽胸痛、恶寒发热、咳吐腥臭脓痰、大便干燥、舌红口干等症状时,则应选择浙贝母,因为浙贝母泻火的功效要强于川贝母,而且擅长清火散结,是治疗肺脓疡的良药。川贝母药性和缓,气味不浓,更适合年老体弱者服用。而对于身体热盛的幼儿及青年人来说,最好选择浙贝母。土贝母常与其他清热解毒药物配伍使用,治疗乳腺疾患、结核、皮肤肿烂等疾病。此外,还有一定的杀精子作用。因此,近期想做准爸爸的男性,更应该慎重选用。

妇科圣药话当归

【药名】当归

【药性】甘、辛，温。归肝、心、脾经。

【功效】补血调经，活血止痛，润肠通便。

【产地】主产于甘肃省东南部岷县，产量多，质量好。其次，陕西、四川、云南、湖北等地也有栽培。

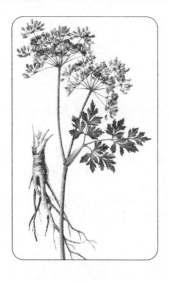

相传在古时候有个叫王福的年轻人，他为人宽容真诚，勤劳质朴，村子里无论是老人还是孩子都很喜欢他。他家世世代代都是靠在附近的山上采收草药为生。王福从小就对中药有着一份狂热的喜爱，常常跟随父亲进山了解各式各样的草药以及如何采收。不幸的是，在他十岁那年，有一次在父亲外出进山后，突然狂风暴雨来袭，雨下得很大而且持续的时间很长，山上的树木都被刮倒，很多鸟兽都遭难了，从那以后再也没有人见过王福的父亲，也就是从那时起，王福成了孤儿，与母亲相依为命一直到成年。

王福二十岁那年，由于常年采摘和气候的变化，附近的山头上草药已一天比一天少了，村里的人都在为这件事担忧。一天，听一位过路人提及在离村子两百里的地方有座老君山，传说是太上老君炼丹药的地方。那里峰峦叠嶂，整日云雾缭绕，常常听得见虎啸狼啼的声音，但山上却有很多名贵药材。因为毒蛇猛兽的原因，很少有人上山采药。出于对中药的热忱，王福听完这些，当即决定去老君山，于是回家和老母亲商量。母亲也是位很开明的人，她同意儿子为实现自己的想法而出门，但是母亲也提出了一个条件，就是在他走之前必须先成亲。

当时喜欢王福的姑娘很多，王福自己也有喜欢的人，就是邻村的李姑娘，不久经过双方父母的同意，他们结婚了。三个月后，王福对妻子说："我要上老君山采药了，这一去也不知道什么时候才能回来，我走后母亲就麻烦你照顾了。如果三年后我还没回来，你就改嫁吧！""你放心地去吧！我会照顾好母亲的，会等你回来的。"

时间飞逝，转眼间王福已离家三年了，在这三年的时间里他音讯全无，婆婆也在他走后的第一年里去世了。李氏天天等，日日盼，就是不见丈夫的身影。时间久了，日夜的思念导致李氏忧郁成疾，月事不调，脸色黄瘦，头晕目眩，四肢无力，后来就病倒了。

周围的邻居都建议李氏改嫁，但李氏坚持等自己的丈夫回来。最后在自己父母的压力下，李氏改嫁了。谁知道李氏改嫁不到一个月，王福带着采收的药草回家了。他得知妻子改嫁的消息后，伏在药材上大哭了一场，眼泪掉在药材上，滴出了一条条沟痕。李氏见了百感交集，两人抱头痛哭。后来王福对妻子说："都是我不好，你嫁人了我不怪你，以后好好保重啊！这些药材原来准备卖了供家中零用的，现在送给你吧！谢谢你对我及母亲的照顾！"说完王福就惜别故土，远走他乡了。

李氏把王福带回来的药材煎熬喝了一段时间后，明显感觉脸色红润了，精神好了，而且月事也正常了。后来村子里有位好奇的秀才把此事吟成了一首诗："三年当归夫不归，片言只语也未回。神药回去治相思，留给后人传口碑。"从此，就把这种专治妇科病的中药材取名为"当归"。

当归有"十方九归"和"药王"之美称，特别是用于治疗妇科疾病更是功效卓著，素有妇科"圣药"和"血家百病此药通"之说。其药用价值高，需求量大，野生资源已经较为缺乏，其药材的进出口、内销主要依靠栽培。甘肃四大名药为岷县当归、文县党参、礼县大黄、岩县黄芪，甘肃岷县当归以数量之大、质量之优而首屈一指，有"中华当归甲天下，岷县当归甲中华"的说法。素有"千年药乡"之称的岷县同时又被称为"当归之乡"，医药界同仁常有"甘肃一次而闻名天下，岷县因此而闻名九州岛"之感。

> **知识延伸**
>
> 古时有一风俗即"以药寄情"——用中药表达人们不同的感情，而相招时寄之以当归即是一例。古书记载"古人相赠以芍药，相招以文无。文无一名'当归'，芍药一名'将离'故也。"

明目止痢话秦皮

【药名】秦皮
【药性】苦、涩,寒。归肝、胆、大肠经。
【功效】清热燥湿,收敛止痢,止带,明目。
【产地】主产于吉林、辽宁、河南等地。

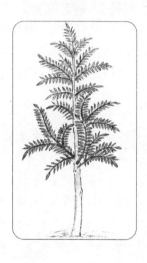

相传,岳飞年轻时勤奋好学,并练就一身好武艺,19岁时投军抗辽。后来金兵大举入侵中原,岳飞再次投军,开始了他抗击金军、保家卫国的戎马生涯。传说岳飞临走时,其母姚氏在他背上刺了"精忠报国"四个大字,这成为岳飞终生遵奉的信条。投军后,因为屡立战功,不久岳飞便成为了大将军,拥有人马万余,随后建立起一支纪律严明、作战骁勇的抗金劲旅"岳家军"。

而朝中里通金国的奸相秦桧时时刻刻都想着谋害岳飞,为金国吞并南宋扫除障碍。一次,秦桧暗中弹劾在外作战的岳飞:"皇上,岳飞他如今在外打仗节节连胜,百姓对他的拥护声越来越高,而且他手握兵权,我担心他会叛变。"

其实,皇上心里面也是这么想的,但当时他的确需要岳飞来保住他的江山。于是,他故意责怪秦桧:"丞相的意思是不是要我除掉正在为我大宋江山奋力顽强抗战的岳将军啊?"秦桧一听皇上说话的语气感觉不对,连忙改口说道:"请皇上明察,微臣绝没有这个意思。我对天发誓,如果我有陷害岳飞将军之心的话,叫万人剥了我的皮。"皇上见秦桧这样说,也就顺水推舟说道:"我明白,丞相怎么会是陷害岳将军的人呢? 这样吧,等岳将军回朝后,你设宴为他庆功!"

"微臣遵命!"秦桧连声答应道。

不久,岳飞将军凯旋回朝。秦桧为了掩人耳目,便设宴招待岳飞,以表示他对岳飞抗金行为的支持。岳飞知道秦桧一直都主张和金国议和,他请自己赴宴只是做做表面功夫。于是岳飞写了一首诗回复秦桧,诗的大意是吃吃喝喝这种事我是无福消受了,我岳飞只适合在塞北寒风中作战。秦桧听完后,气得不行了,同时更加坚定了除掉岳飞的决心。

后来正当"岳家军"收复失地指日可待之时,皇上却因担心一旦中原收复,金人放回他的哥哥,他将保不住皇位,所以就急切地希望与金人议和。于是,他首先命令东西两线收兵,造成岳家军孤军深入的不利态势;后来又命秦桧以"孤军不可久留"为名,连下十二道金牌,急令岳飞"措置班师"。岳飞一回到临安,立即陷入秦桧布置的罗网。他遭诬告"谋反",被关进了监牢。秦桧亲自刑审、拷打,逼供岳飞。岳飞正气凛然,光明正大,忠心报国,从他身上,秦桧一伙找不到任何"反叛朝廷"的证据,最后以"莫须有"的罪名将岳飞杀死了。

这时天下的老百姓无不悲伤,不少大人、小孩哭得眼睛红肿,见风流泪不止,疼痛难忍。秦桧死后,在他的坟上长出了一棵白蜡树。有人说,这是秦桧谋害岳飞的誓言变成的,剥了它的皮,就能治好大家的眼疾。百姓听了争先恐后去剥秦桧坟上的白蜡橡皮,拿回去煮药熬汤,用煮的药水洗眼睛,果然一个个都好了。后来人们把这种治风泪不止、目赤肿痛的白蜡树皮就叫做"秦皮",以此纪念大家对岳飞的哀思之情。

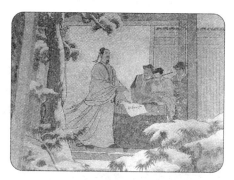

岳飞及子岳云被缢死在大理寺的风波亭

秦皮苦寒,其性收涩,既能清热燥湿解毒,又能收涩止痢、止带,用于热毒泻痢,湿热带下;能清肝泻火,明目退翳,用于目赤肿痛,目生翳膜。

知识延伸

　　药材呈槽形或单筒状,外表面灰绿色至黑灰色,有时有灰白色的地衣斑,密布多数细小的皮孔,内表面光滑,浅红棕色,质坚韧,断面纤维性,易成层状剥离。入冷水中,浸液在阳光下可见蓝绿色荧光,无臭,味苦。以条长,呈筒状,身干色灰绿,外皮薄而光滑者为佳。

解肌退热话石膏

【药名】石膏
【药性】甘辛大寒。归肺胃经。
【功效】生用：清热泻火，除烦止咳；煅用：敛疮生肌，收湿，止血。
【产地】主产于湖北、甘肃、四川、安徽等地，以湖北应城产者最佳。

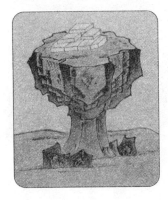

相传在清朝乾隆年间，桐城县有位专治"热疫"的名医叫余霖。余霖从小就喜欢博览全书，尤其喜爱儒家学说的书籍。像那时所有的读书人一样，余霖每次都会参加科举考试，希望有朝一日能金榜题名，光耀门楣。然而不幸的是，他数次落榜，最后自己也没什么信心了。

有一年，桐城县洪水暴发，那一次的洪水很大，整个县的大部分房屋都被凶猛的洪水给吞没了，更不要说百姓的田地。不幸的是，可怕的洪水退后，又遇见了罕见的干旱，可怜的人们对这些天灾毫无抵抗能力。不久，由于饥荒死了很多人，尤为可怕的是，洪水退后瘟疫横行，更多的人因此而丧命，余霖的父亲也因此患上了瘟疫。恰巧余霖当时不在家，等他赶回去后，父亲已经去世了。

父亲的离去对余霖打击很大，从那以后，他发愤攻读医书，仔细地分析乡亲们患病的病因、病症，结合当地气候、环境，终于他认识到那些病是湿热所致，于是他便在药方中偏重授以石膏施治。许多病人服了他的药以后，很快就痊愈了。

又过了几年，余霖来到京师办事。时值盛夏，那年的夏天奇热无比，可怕的暑疫在不知不觉中狂乱地四处传播。起初，人们参照明朝末年名医张景岳的《景岳全书》中有关医治瘟病、暑病的方法，强调温补，结果不仅治不好病，反而死去的人越来越多。后来，人们又按照吴又可著的《瘟疫病》中的方法来医治，治好的人也不多。所有的人每天都在诚惶诚恐中度日。

当时，有位朝廷显贵冯应榴，他的爱妾也患上这种疫病，已经病了好多天了，呼吸、脉搏欲绝。冯应榴很着急,请了不少京城里的名医都未见有什么疗效,于是他吩咐手下到城里张榜寻医。当余霖看见这张榜时,便想去冯府看看。当他为冯应榴的爱妾"望、闻、问、切"后,就开药方了,方子中辅以大剂量的石膏。就这样,没过多久,冯应榴的爱妾慢慢地好了,病体不久就康复了,冯应榴要予以余霖重谢,余霖拒绝了。从那以后,余霖医名大振,来找他看病的人络绎不绝。

余霖在学习前人成果并总结自己临床经验的基础上,创制了含大剂量石膏治疗热疫之名方"清瘟败毒饮",治疗热性瘟疫成功。晚年,他将自己30年刻苦钻研医术的成果和临床经验,进行了系统总结,著成《疫疹一得》一书,于乾隆五十九年(公元1794年)刊行于世。清代四大瘟病学家之一的王孟英,赞誉《疫疹一得》时说:"独识淫热之症,别开生面,洵补昔贤之未逮,堪称仲景之功臣。"

石膏辛甘性寒,辛以解肌退热,寒能清热泻火,甘寒除烦止渴,为清泻肺胃二经气分实热的要药,用于壮热烦渴;辛寒入肺经,有清泄肺热,止咳平喘之功,用于肺热喘咳;能清泻胃火,又用于胃火上炎,头痛,牙龈肿痛等,用于胃火牙痛症;煅用有清热收湿、敛疮生肌之效,用于疮疡不敛。

知识延伸

处方中写石糕、石膏均指生石膏,为原药去杂石和泥土,研细末生用入药者;煅石膏又称熟石膏。将石膏置瓦罐内,放入无烟炉火中煅至酥松,取出放凉,碾碎入药者。

祛寒解气吴茱萸

【药名】吴茱萸
【药性】辛、苦，热。有小毒。归肝、脾、胃、肾经。
【功效】散寒止痛，降逆止呕，助阳止泻。
【产地】主产于贵州、广西、湖南、陕西、浙江、四川等地。

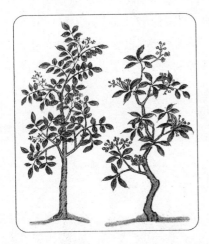

相传，"吴茱萸"在春秋战国时代叫"吴萸"，产于吴国，当地老百姓把它当作一种止痛药用。当时吴国和楚国是比邻的，但楚国是大国，做为小国的吴国每年都得向楚国进贡。

有一年，吴王得知楚王患了腰痛的病，于是就在贡品中加了一些自己国家特产的专治各种疼痛的"吴萸"。在献上贡品的那一天，每个国家的使者都会刻意攀比以突出自己国家的贡品比别的国家好，每当此时，楚王就会很高兴，因为他不仅可以收到来自不同国家的那么多的奇珍异宝，而且还可以扬扬楚国的威风。

那天，当吴国使者献完贡品后补充道："我国国君得知大王您近来身体不适，患有腰膝疼痛的病，特命小人带了些我国特产的止痛药给楚王您！"楚王听后表示感谢，随即问道这药叫什么名，吴国使者说叫"吴萸"。楚王一听有些不高兴了，心想："我堂堂楚国这么大都没有一味以自己国名来命名的药，你吴国凭什么啊？"但他不好意思当着那么多使者的面拒绝，于是就收下了那些药。

后来，楚王的朱大夫用这些药给楚王熬汤治病，但楚王就是不喝。"大王，据微臣所知吴萸是治胃寒腰痛，止吐止泻的良药啊！您怎么不喝啊？"朱大夫见楚王不肯喝药，好心劝解道。"小小的吴国能有这等好药，我楚国地大物博难道就找不出比它更好的药吗？小小的吴国胆敢以自己国名给草药命名。"楚王愤愤不平地说道。朱大夫见楚王听不进自己的话，就退了出来。

朱大夫深知这种药是难得一遇的好药,能用到它的地方很多,于是便把剩下的药带回家中,把那些药的种子种在自己的庭院中。几年后,吴萸在朱大夫的庭院中长得十分茂盛,到了一定的时节就采收。

有一天,楚王腰痛的旧病又复发了,比之前几次都严重,以前用的那些药这次完全起不了作用。朝中的大夫都急得不行了。朱大夫听说后,急忙用自己储存的吴萸给楚王熬药,楚王一连吃了几剂就好得差不多了,并且夸赞朱大夫医术高。

这时,朱大夫坦言道:"大王,治好大王的病并不是微臣医术高超而是那药功效好!""那是什么药?""这就是那一年吴国进贡的吴萸啊!微臣当年不忍心将它丢弃,便将此药种在了自家的庭院中,想着有一天它一定能发挥作用。"楚王一听是这么回事,为自己当初拒绝吴国的一片好意而感到后悔,于是,命人给吴国送去了一份厚礼,并且号令楚国老百姓广种吴萸。

后来,瘟病在楚国大肆流行,许多老百姓上吐下泻,有的人甚至病死了,楚王急令朱大夫配药救民,朱大夫经过详细的诊治后,便以吴萸为主要进行配伍制药,救活了许多患瘟疫的病人。楚王为了嘉奖和让人们记住朱大夫在此次瘟疫救治中所立下的功劳,就传旨把"吴萸"更名为"吴朱萸"。后来为了表明这种药是一种草药,医生又把"吴朱萸"中的"朱"子,加了个草字头,就变成了今天我们常用的"吴茱萸"。

吴茱萸辛散苦泄,性热祛寒,既散肝经之寒邪,又解肝气之郁滞,为治肝寒气滞诸痛之要药,用于寒滞肝脉诸痛症;有温中散寒、降逆止呕之功,用于胃寒呕吐症;能温脾益肾、助阳止泻,为治脾肾阳虚,五更泄泻之常用药,用于虚寒泄泻症。

知识延伸

以果实榨油做为辛辣味的调味料使用,或用以制茱萸酱,为古代常用的调味品,今已少用。

117

利尿通淋话瞿麦

【药名】瞿麦
【药性】苦，寒。归心、小肠经。
【功效】利尿通淋，破血通经。
【产地】中国大部分地区有分布，主产于河北、河南、辽宁、江苏等地。

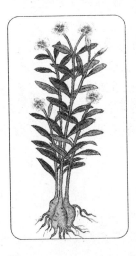

相传，有一年华佗曾在广陵南门大街开业行医，由于华佗医术高超治好了很多很多的病人，所以去往寺庙求神拜佛治病的百姓越来越少，附近的一些和尚庙、道士观、尼姑庵的香火日渐稀少。因此，广陵的和尚、道士、尼姑都对华佗恨得咬牙切齿。

过了一段日子，情况越来越严重，于是那些和尚、道士、尼姑不约而同地聚集到了城外的小亭，商量对付华佗的办法。最后，大家一致决定去别的地方找一个比华佗还厉害的郎中，进城行医，等那个人把华佗比下去后，再把他请进各自的寺庙轮流"坐诊"。就这样商榷后，大家便四处打听哪里有医术精湛的大夫，最后他们找到了。

不久在广陵南门大街上又开了一家医馆，医馆的牌子上写着"赛华佗"，一时间，来找华佗看病的人迷惑了，大家不知道到底哪个大夫看病更好些，有些人一看牌子就觉得"赛华佗"应该比华佗更厉害；有些人曾经找华佗看过病，但心里猜测另一个华佗也许会更好；有些人觉得无所谓只要能看好病就行，管他是"华佗"还是"赛华佗"呢……就这样两个大夫"共存"了一段时间。

当时广陵县有个姓张的知府，他的妻子怀孕十三个月了一直生不下来。张知府听手下人说城里有两位郎中医术都挺不错的，一位是华佗，另一位是赛华佗，说了些如此这般之类的话。张知府听后，就把两位大夫都请到家中说："听说两位都是医术很了不起的大夫，我的妻子怀孕十三个月了，孩子就是生不下来，想请两位好好看看。如果看好了，本府自然不会亏待两位。"

听完知府的话，两位华佗心里都很清楚，这次如果能给知府夫人把病给看好，以后一定能在城里立足。于是,赛华佗抢先一步说:"大人,能否请夫人出来,让我给夫人把把脉。"知府犹豫了一下,因为夫人最近因为这件事整个人都很憔悴,不愿出来见人,不过还是命丫鬟请夫人出来了。过了一会儿,张夫人由丫鬟搀扶着进了屋子,刚一坐定,相互问候之后,赛华佗准备给夫人把脉看病。这时,华佗对张知府说道:"大人,张夫人的病我已诊查清楚。"在场的人都吃惊地看着华佗。

"都没见你诊治,你怎么就说治病了,在知府面前可不能信口胡言啊!"张知府不信地说道。"据我观测夫人走路的步态和夫人的气色,我敢肯定夫人肚中的胎儿已死,莫说十三个月,即使二十三个月也生不下来。"张夫人一听胎儿已死,当场大哭,张知县忙叫赛华佗确诊,经赛华佗诊治后,发现确实是死胎。大家都称华佗是神医,张知县忙问华佗怎么医治,华佗说只需几颗瞿麦丸即可。张夫人用温水服下几颗瞿麦丸后,果然生下一个死胎。

从那以后,赛华佗很明白自己的医术不及华佗,而且也不想受控于那些个和尚、道士、尼姑,所以就悄悄离开广陵了,而华佗在广陵城的名气越来越大。

瞿麦苦寒泄降,能清心与小肠火,导热下行,而有利尿通淋之功,为治淋要药。尤以热淋、血淋最为适宜,用于湿热淋症;能活血通经,用于血热瘀阻之经闭或月经不调。

知识延伸

瞿麦的穗部利尿作用比茎部效果好,故用于利尿时常选用瞿麦穗。

清心除烦话栀子

【药名】栀子
【药性】苦，寒。归心、肺、三焦经。
【功效】泻火除烦，清热利湿，凉血解毒。焦栀子：凉血止血。
【产地】产于长江以南各省。

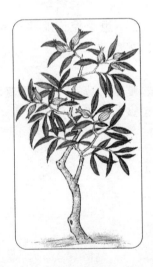

传说，在很久很久以前，有个妖精在南方一带无恶不作，害得那一带的老百姓不得安宁。那妖精见没有人能制伏他，便变本加厉地屠害善良无助的人们，它在人间频频散播火症、炎症，百姓大众几乎是生活在水生火热之中，很多人都不堪忍受相继死去。

地位卑微的小仙土地神目睹了在自己管辖范围内所发生的这一切，但由于他的实力与那妖精悬殊，起初他也只能束手无策，后来他冒着被惩罚的危险上了天庭，向玉皇大帝禀明人间正在发生的疾苦。玉皇大帝听后，非但没有怪罪因为没有谕旨却擅自上天庭的小仙土地神，反而为自己没有体察到人间疾苦而深深自责。他很痛心地对身边的二郎神说："你赶紧下去，把那为非作歹的妖精给捉拿回来。"二郎神领圣旨后，便急速下去捉拿那妖精。

那个妖精被捉后不久便死去了，但它传播在人间的火症、炎症仍然四处传播，老百姓的生命仍旧时时受到威胁。玉皇大帝与众位神仙商量解救黎民百姓的方法，有位大臣说："据微臣之见，人间这火症、炎症乃是那妖精用自己千年火候所致，一般的凡物怕是难以消除。我们应派一位降火消炎的仙子变成植物，常住人间，把这种病彻底根治了。"大家都觉得那位老仙说得有道理，于是便又开始讨论派哪位仙子下去合适。

玉皇大帝听着大家你一言我一语，感到很为难。这时，无意间听到他们谈话的栀子姑娘步履轻盈地走到大家面前，极为平静地对玉皇大帝说："爹爹，不用难过，女儿愿意前往人间拯救百姓，为大家分忧。"大家都为栀子姑娘的无畏和勇敢而感动,玉皇大帝更是心如刀绞,虽然难舍自己的宝贝女儿,但想到人们正在遭受的痛苦,看到栀子恳切的眼神,他答应了女儿的请求。

栀子姑娘含泪拜别了父母双亲后,就降落到了人间,变成了千千万万棵栀子树,并一起开了花。那洁白芳香的花朵,立刻吸引了很多百姓前来观赏,消散大家心中的忧郁与烦恼。不久栀子花落后结果为老百姓治病。人间的火症、炎症很快就被栀子的药力给扑灭了,老百姓得到了拯救。

但可怜的栀子姑娘怎么会不思念远在天庭的父母和兄弟姐妹呢?日复一日,年复一年他仰着头双手伸向天空,呼唤亲人,时间长了,他的身体逐渐消瘦了,脸色暗黄了,把满腔的思念之情吞进了肚子,肚子逐渐地胀了起来。因此,栀子的果实变得中间大,两头小,颜色深黄,周身有六条青筋爆绽,味道清苦,顶端还有小须。据说,这些小须就是栀子姑娘的手指变的。

栀子苦寒清降,清泻三焦火邪,有清心除烦之效,用于温热病,邪热客心,心烦郁闷,躁扰不宁等症;能清利肝胆湿热而退黄疸,用于湿热黄疸;有清热凉血解毒之效,用于血热吐衄;具凉血解毒,消肿止痛之效,又用于热毒疮疡,红肿热痛。

> **知识延伸**
>
> 栀子泻火宜生用,止血宜炒炭,除烦呕宜姜汁炒。

养血调经话白芍

【药名】 芍药

【药性】 苦、酸，微寒。归肝、脾经。

【功效】 养血敛阴，柔肝止痛，平抑肝阳。

【产地】 主产于浙江、安徽、四川等地。

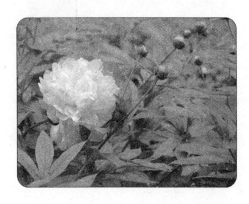

传说，神医华佗除了医术精湛外，对草药也很有研究。每次他上山采挖草药碰到一些奇花异草都会带回家，栽种在自家院子里进行研究，以便发现新的草药品种。久而久之，上山采药的一些老农都知道了华佗的这一习惯，大家遇到没见过的花花草草便赠送给华佗，希望能有所用。

一天，一位老药农刚采药下山，便拿着一株长着绿油油叶子的植物到华佗家去了。他对华佗说："这植物叫白芍，小的时候我的爷爷便对我说过它是可以治病的，但是爷爷并不知道怎么去用它。我问过很多医生，他们都没有发现它的用途。听说您对草药有一定的研究，又是神医，所以，我把它送给您，希望您能发现它的价值。"华佗谢过老农后，收下了那株白芍。

从此，华佗有空就给那株白芍松松土，浇浇水，偶尔还施施肥。在他的精心管理下，那株白芍苗壮地成长起来，来年春天便开花了，那鲜红的花朵很惹人喜爱。华佗见它已经开花了，便像神农尝百草一般，尝尝它的叶、茎、花，感觉都没有什么特殊的药味。后来，院子里又新进了些植物，一时忙不过来，也就没时间打理那株白芍了，一直把它搁置在院子的角落里。

时间过得很快，一晃三年就过去了。一个秋高气爽的夜里，月光皎洁，秋风阵阵，华佗在书房里挑灯看书，忽然听见窗外传来一阵哭声，那声音很幽怨。他合上书，循着哭声望过去，只见一个青衣女子，头戴红花，正站在自己家院子里掩面哭得伤心。华佗忙起身，想过去问个究竟，可是当他来到院子里的时候那名女子便消失了,华佗在院子里四处寻找都不见其踪影,最后他觉得可能是自己看书太累了,产生了幻觉,于是便准备进屋休息。可是,当他进屋时,那熟悉的哭声又传了过来,华佗迅速地跑出去,可是那位女子又不见了。

这是怎么回事呢?华佗越想越蹊跷,于是回屋把刚才所发生的一切跟他夫人详细地叙述了一遍。他夫人听完也觉得这事很奇怪,于是他二人便一起到书房的窗口看了看,果然,一青衣红花女子站在院子里哭泣,"我明白了,"华佗的夫人突然说道:"她一定是白芍姑娘,你看她头上戴的那些红花,不就是白芍花吗?她的哭声充满委屈,一定是在埋怨你没有重视她,这么长时间还没有发现她的价值。"

华佗彷佛一下子也醒悟过来,"可是,它的花、茎、叶我都试过没发现有药性?""你再仔细想想有没有漏掉什么重要的部位?""没果实啊!难道它的根能治病?""说不定,明天你挖点白芍根试试看。""夫人说得有道理。"就这样,华佗夫妇便回房睡觉了。

第二天,华佗的夫人起床做早饭,因为昨天晚上的事,她一夜都没睡好,晕晕乎乎的。切菜时她一不留神把手给划伤了,鲜血直往外流,她忙喊华佗起床替她止血包扎伤口。可是,平时用的那些止血药这个时候都不管用了,血越流越多。华佗急得团团转。她夫人说:"实在没办法了,不如挖些那株白芍的根,捣成汁,包扎起来试试?"华佗没有办法了,只好试试看。果然,用白芍根捣汁包扎后,血便被止住了。后来,华佗又对白芍做了细致的研究,发现它还有调经、镇痛、活血等其他功能,并把它记载在了《青囊经》里。

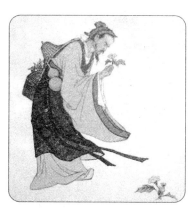

华佗采药图

疏肝解郁话香附

【药名】香附
【药性】辛、微苦、微甘，平。归肝、脾、三焦经。
【功效】疏肝解郁，调经止痛，理气调中。
【产地】中国大部分地区均产，主产于广东、河南、四川、浙江、山东等地。

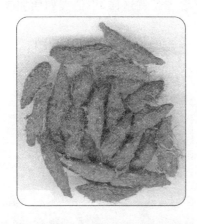

传说很久以前，在山西芮城县有一个叫侯憨子的人，他为人忠厚老实、心地善良、乐于助人。侯憨子的身世很可怜，听村里人说当年他母亲怀他的时候，有一天在家门口的一个土台子晒谷子，突然一阵阵痛，要生孩子了，当时正值农忙，丈夫和隔壁邻居都不在，没有任何人可以帮助他母亲，就这样，他母亲在土台子上把他生下来了。母亲在生下侯憨子不久之后，因为产后照顾不当去世了。从小没有娘的侯憨子一直跟父亲两个人相依为命，虽然缺少母亲的疼爱，但父亲对他无微不至的照顾也使侯憨子觉得很幸福。不幸的是，在他十岁那年，一场大风雪夺走了父亲的生命，从此侯憨子便成了孤儿，靠着吃百家粮长大。

那时的人们都很迷信，大家私底下都认为侯憨子是个不吉利的人，就是因为他，他的父母才会相继死去，所以大家一直都不愿意跟侯憨子走得太近，害怕坏运气传染给自己。可怜的侯憨子小时候给有钱人放养，长大了学了门做豆腐的手艺，从此就以做豆腐卖豆腐为生。虽然日子有些清苦，但足以养活自己。

侯憨子的邻居是一位双目失明的老人，老人无儿无女，能自理时还能勉强过日子。可是，年纪越老时，毛病就越多，今儿一个头痛，明儿一个发烧的，更糟糕的是，老人又患了关节病，疼痛难走，常年卧床不起了。村里都没人管老人。善良的侯憨子却十分同情怜悯老人。他给老人送饭，送豆腐脑，帮老人洗澡，把攒下来的钱给老人看病，嘘寒问暖，十几年如一日。老人见人就说："憨子真是个好娃，老天爷没有亏待我啊！"村里人看在眼里，记在心里，渐渐地大家对侯憨子是"扫把星"的看法就淡了。

　　一天夜里，憨子正在磨豆子，忽然进来一位老翁，两鬓苍苍，满头银丝，三缕长白须飘在胸前，肩上挎着个采药的篮子，笑着对憨子说："我是位采药人，上山采药路过此地，口渴难忍，能否借杯水喝啊？"憨子立即进屋给老人倒了杯水，老人见他推磨很辛苦，说："我来帮帮你吧！"不容分说，他就推起磨来，磨转如飞，刹那间，一大筐的豆子就被磨完了，侯憨子看到目瞪口呆。这时，老翁听见有病人在呻吟，就问憨子是谁那么痛苦，侯憨子把情况大致说了一遍，老翁听完后，从篮子里拿出一把三棱草，说："这是我今天刚在山上采的药草，它能活血化瘀、通络止痛，你给瞎大爷

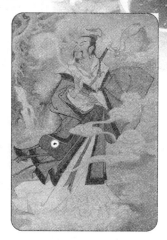

纯阳真人吕洞宾画像

用用几天就能见效。剩下有根的你就种在你家门口的土台子上，多繁殖些，以后备用。"侯憨子连忙谢过老翁，并请问恩公大名。老翁说道："我是我们县永乐人，姓李名琼。"说罢，就不见踪影了。

　　老人吃了药汤后，病果真都好了。原来，李琼就是八仙中的吕洞宾，李琼是他出家前的俗名，那"三棱草"就是"香附"。

　　香附辛能通行、苦能疏泄、微甘缓急，为疏肝解郁、行气止痛之要药，用于气滞胁痛，腹痛；有疏肝解郁、行气散结、调经止痛之功，用于肝郁月经不调，痛经，乳房胀痛。

知识延伸

　　泡制药材时，勿使香附接触铁器。

健胃化食话神曲

【药名】神曲
【药性】甘、辛，温。归脾、胃经。
【功效】消食和胃。
【产地】中国各地均有产。

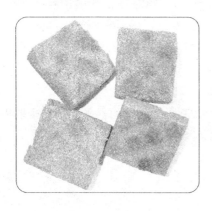

传说，在湖南长沙有位姓陈的医生，过去他是靠卖药来维持生计的，由于很喜欢医学，平时有空他就钻研医书，碰到不明白的地方就虚心向当地老中医请教，过了几年后他便能行医治病了。而且借一次偶然的机会，使他成为了制造神曲的名家。

事情是这样的，陈先生家养了很多的鸡，每天都能收回很多鸡蛋，自己家人都吃不完，陈先生的妻子人很和善，经常分一些鸡蛋给乡里乡亲。可是有一段时间，收回来的鸡蛋明显地减少了，妻子和他琢磨着："现在这个季节正好是鸡生蛋的旺季啊！怎么会莫名其妙地少很多鸡蛋啊？"

"难道有人偷鸡蛋？"于是夫妻俩商量着明天偷偷在鸡棚后查看查看。

第二天妻子照常在吃过饭后，给那群鸡喂食，然后两人就静静地在屋子里观看着鸡棚附近是否有人经过，就这样一天的时间很快地过去了。等到晚上妻子去收鸡蛋的时候，发现鸡蛋还是比以前少了些，这时夫妻俩就更不明白了。

第三天，他们决定到鸡棚里面去看看。等到母鸡下完蛋后，他们便静静地走进鸡棚，当妻子收着那些还有余温的鸡蛋时，陈先生在鸡棚里四处查看，这时他忽然看见，有一条大蛇正沿着墙壁往窗外爬，陈先生若有所思。

第四天，为了彻底弄明白鸡蛋到底是怎么失踪这件事，陈先生早早地就蹲在鸡棚的门口静静地等候着。果然，在母鸡下完蛋后，昨天陈先生看到的那条蛇从窗户爬进了鸡棚，它进了鸡笼后就吞下了一个鸡蛋，然后爬到棚子里的柱子上用力地缠绕,直到把鸡蛋压碎,后来一连又吃了好几个鸡蛋后才慢慢爬出窗户,溜走。

"原来是这样。"陈先生回去后兴奋地跟妻子解释后,妻子也恍然大悟似的。

"我们得想个办法,可不能让那畜生这样蹧蹋鸡蛋。"

"我有办法!"陈先生神秘地对妻子说。

第五天一大早,陈先生就去附近找了很多和鸡蛋差不多大小的鹅卵石,早早地就放在鸡笼里,等母鸡下完蛋后马上把鸡蛋给收了。没过一会儿那条蛇又来了,那条蛇像往常一样,爬进鸡笼后吞下了一颗鹅卵石,然后爬到柱子上用力地缠绕想压碎肚子里的"鸡蛋",但是直到它压得皮开肉绽,也不行。忽然,那条大蛇从鸡棚的门口爬出,到外面的草地上,挑吃了一种草,就消失了。陈先生以为那条蛇肯定过不了多久就会死去。

令他没想到的是,过了一段时间他又看见了那条蛇。他想:"为什么这条蛇还活着呢?而且肚子里的鹅卵石也不见了。"后来,经过仔细思索,他记起了那条蛇吃过的那种草,于是马上到院子里的草坪上找了些那种草,并把它晒干、储存好,碰到消化不良的病人时就给他们服用,效果很好。于是,他把这种草称为化食草,并把它加入到神曲的配方中,依法炮制,并正式命名为陈氏神曲。由于疗效显著,这神曲卖得相当好。

神曲有消食健胃、和中止泻之功,用于饮食积滞症,常用治食滞脘腹胀满、食少纳呆、肠鸣腹泻者,可与山楂、麦芽、木香等同用。本品略兼解表之功,故外感食滞者用之尤宜。此外,凡丸剂中有金石、贝壳类药物者,可用神曲糊丸以助消化。

知识延伸

神曲在临床应用中,分单块神曲、麸炒神曲、焦神曲等不同品种,应辨症选用。单块神曲,即原药杂经炒制,直接泡服,有健脾开胃、发散等作用;如用于治疗感冒食滞,常与山楂、紫苏、藿香同用。麸炒神曲以治醒脾和胃为主,用于食积不化,脘腹胀满,纳食不香,肠鸣泄泻。焦神曲消食化积力更强,用以治疗较重症的食积和泄泻。

驱虫良药使君子

【药名】使君子
【药性】甘，温。归脾、胃经。
【功效】杀虫消积，健脾。
【产地】主要分布于长江以南和西南地区，主要产地在四川、两广、福建、
台湾等地。

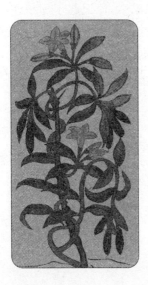

据传北宋年间，四川潘州（今松潘）有位名叫郭使君的医生，精通医道，尤其善于治疗小儿病，深得乡邻尊敬。他经常上山采药，有一次他上山采药被一种结在藤状植物上的果实所吸引了，那野果非常好看——形状像栀子，而两头尖尖，有五条纵棱，呈梭形。质地很轻内含子仁，他去掉种子的外壳试了试，有点淡淡的甜味，气味芳香。于是，郭使君便摘下一些带回家去想研究它的药性。他不知道这种子叫什么名字，正好有位砍柴的樵夫经过，樵夫告诉他那种子叫"留球子"。

郭使君将留球子带回家，因为那些种子是刚摘下来的，种子的水分很重，他担心时间久了，种子会霉变，就把它放在锅里炒了一下，种子炒熟后芳香四溢，犹如香榧。小孙子闻到香味，吵着吃了四、五粒，不料第二天竟便出几条蛔虫，这孙儿本偏食，面黄肌瘦，吃果子不仅驱了虫，而且食欲大增，身体也渐渐强壮起来。郭使君这才明白，留球子原来是一味驱蛔药。消息传开了，于是四方邻里求者络绎不绝，留球子成了中医驱虫的主要药物。郭使君被四邻誉为"哑科医生"（古代称小儿科为哑科），"留球子"的名称也被"使君子"取而代之。

在闽南、台湾一些地区，七夕（农历七月初七）有驱蛔虫保健的习俗，这天的晚饭食用以使君子煮的鸡蛋、瘦猪肉、螃蟹等，并吃石榴，因为使君子和石榴都有驱虫的效果。

相传该习俗始于北宋景佑元年（公元1034年），闽南一带瘟疫流行，当时有一

位名医叫吴本,医德高尚,医术超群,他看到无论是小孩子还是大人都面黄肌瘦,不少人还患有虫病,就倡导大家多食用使君子和石榴。当地盛产使君子和石榴,很多人都去吃,效果很显著。因为那天刚好是七夕,所以后来相沿成俗,一直到今天。

吴真人行医济世,长期累积了丰富的经验,根据闽南沿海湿气弥漫、病多夹湿的特点,累积了很多的神方妙药。他深受海峡两岸百姓的爱戴,但不幸的是吴真人在白礁龙池岩山上采药,不慎坠崖逝世。白礁村父老在吴真人的修炼地(在白礁慈济祖宫正殿)自筹建造龙湫庵,塑吴真人像供奉。

使君子药用也就是从这个时候开始的。所以,宋无名氏有诗曰:"竹篱茅舍趁溪斜,白白红红墙外花。浪得佳名使君子,初无君子到君家。"民间也有诗云:"使君如梭具五棱,紫黑体轻质坚硬,内一种子呈纺锤,杀虫消积驱蛔灵。"其人文底蕴颇有趣味。

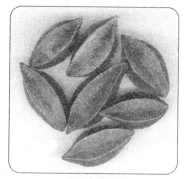

既使君子的果实

使君子有驱虫之效,善驱蛔虫与蛲虫,用于蛔虫症,蛲虫症;甘温,能驱虫,又能消积滞、健脾胃,用治小儿疳疾脸色萎黄、形瘦腹大、腹痛有虫者。实验研究发现使君子对蛔虫、蛲虫均有较强的麻痹作用,水浸剂对某些皮肤真菌有抑制作用。临床报导见驱蛔虫、治疗蛲虫病。

知识延伸

食用使君子肉时忌饮热茶。

保定肺气话白前

【药名】白前
【药性】辛、苦，微温。归肺经。
【功效】降气化痰。
【产地】主产于浙江、安徽、江苏、福建、湖北、江西、湖南等地。

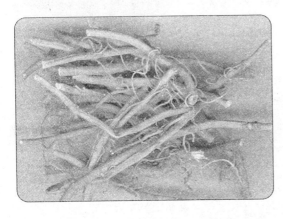

这是赞誉华佗医德的一个故事。

传说，华佗长年游走在全国各地行医，某年的一天他行医到河南一个名叫白家庄的村子。天有不测风云，万里无云的天空突然下起滂沱大雨。华佗见走不了，便就近找了家客栈住了下来。雨一直下个不停，晚上华佗睡得迷迷糊糊的，突然被一阵孩子的哭声惊醒，哭声中还伴有一阵一阵的咳嗽声，华佗猛然清醒过来了，由那扰人的声响中，他断定那孩子病得厉害，如果再耽误几个时辰，恐怕就难以活到明天中午。于是，他急忙爬起来穿好衣服，叫醒店主，带自己前去那生了病的孩子家。

店老板正睡得香，突然被华佗急促的敲门声给吵醒了，极其不耐烦地问："深更半夜的有什么事啊？"

华佗忙说："店主，你可知道那在哭的孩子是哪家的啊？"

店主打着哈欠说："就是店后面那家，都哭了很长时间了，我们都习惯了，你也别太在意。"

华佗不想跟店主解释些什么，匆匆谢过后就冒雨到了店后面，敲开那家的门，说："我是大夫，我听见孩子的哭声觉得他生病了，所以过来给他瞧瞧。"

那家人急忙请华佗进屋。华佗看了看病孩子的脸色，听听咳嗽的声音，又坐下把过脉，然后说："要救这孩子的命，需要一种新鲜的药草。而且必须立刻找到，这孩子已经病得不轻了,再延误治疗估计有生命危险。"

孩子的母亲急得哭了起来,父亲忧愁地说:"大夫您说的新鲜的草药在哪里可以找到啊?"

华佗说:"你们不认识,你帮我点盏照亮的灯笼我出去找吧!"

"怎么能让您一个人冒大雨出去呢? 我在前面给您照亮吧! 真是麻烦您了!"孩子的父母感激地说。

"不用谢,治病救人是我的职责,我们赶紧出门吧!"

屋外漆黑一片,雨依旧肆无忌惮地下着,路上的积水已经很深了,一不留神就有滑倒的可能,华佗和孩子的父亲两人一前一后艰难地走着。

孩子的父亲见华佗四处找寻,问道:"我们不用上山吗?那草药怎么会长在村子里呢?"

"不用,一般村子的水沟旁就应该找得到的。"华佗一边应答着一边低头寻找,果然在村子前面小河沟的土坡上找到了。

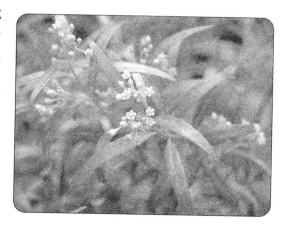

华佗和孩子的父亲急忙弯下身挖了好些回去。回去后华佗命孩子的母亲打了盆干净的水,把那些草药的根切下来,洗干净,煎成药汤给孩子喝了。华佗拿着剩下来的草药对孩子的父母说:"等明早,你们再给孩子煎些药汤估计喝个三次左右就能好。这草药止咳、祛痰的功效特别强,你们认识了,以后再碰到孩子生病就不用耽误了。"孩子的父母谢过华佗后。大家便都休息了。忙了大半天大家都很疲劳,没有谁记得问这种药草的名字。

第二天,病孩子的父亲备了礼物,来到客栈酬谢华佗。不料,老板告诉他说:"那位大夫天没亮就走了。"

"哎呀,我还没好好地谢过他呢! 也没问人家的姓名。"

"你知道他是谁?"孩子的父母问店主,店主摇摇头。忽然他记起来华佗住店时登记过,于是翻开记录本,才发现原来是大名鼎鼎的神医华佗,大家都惊叹不已。

那孩子喝了四次药后病就痊愈了。这件事被白家庄的人知道后,大家纷纷向孩子的父亲询问那草药,孩子的父亲就把如何识别这草药、它可以治疗什么病都告诉了村里人。

从此，这药就在白家庄流传开了，但是没人知道它叫什么名字。有人提议这草药是在白家庄村前找到的，不如叫"白前"。大家都表示赞成，白前便流传下来了。

白前长于祛痰，降肺气，气降痰消则咳喘胸满自除。无论属寒属热，外感内伤均可用之，尤以寒痰阻肺，肺气失降者为宜；若外感风寒咳嗽，则配荆芥、桔梗等宣肺解表之品；若内伤肺热咳喘，配桑白皮、葶苈子等；若咳喘浮肿，喉中痰鸣，不能平卧，则配紫菀、半夏、大戟等以逐饮平喘。

知识延伸

白前分为柳叶白前和芫花叶白前，两者很相似，只是芫花叶白前根茎及地上茎节部的芽对生而显著；根较长而粗；色亦较浅，常为灰黄色。气微弱，味微甜。以上两种，均以根茎粗、须根长、无泥土及杂质者为佳。

散寒止痛话荜拨

【药名】荜拨
【药性】辛，热。归胃、大肠经。
【功效】温中散寒，下气止痛。
【产地】主产于广东、云南等地。

相传，有一次唐太宗李世民得了痢疾病，病情很严重，腹中阵痛，腹泻频繁。太医院的医生用多种方法治疗毫无效果，又请了不少"名医"到宫内诊治，也无济于事。以宰相魏征为首的大臣们非常焦急，最后大家一致决定采用张贴皇榜诏告天下的方法，谁能医好皇上的痢疾将得到重赏。

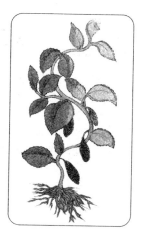

有一个名叫张宝藏的卫士长看见了榜单，心中很高兴，因为他觉得自己有办法治好当今皇上。他之前也得过这种病，同样是看了不少的大夫都没能治好。后来，不知从哪里来了个和尚，化缘到了自己家。那和尚也懂得些医术，他给张宝藏看过病后，开了一副药"牛乳熬荜拨"，就是这单方就把困扰自己好久的痢疾给治好了。想到这，张宝藏立刻回家写奏章，准备把它献给皇上。

张宝藏一回到家，便急匆匆地对妻子说："赶快给我研墨，我有急事要办。"妻子见丈夫形色如此慌张，以为出了什么大事，也不敢怠慢，立刻到书房帮丈夫研墨铺纸，看着丈夫写奏章似乎明白了发生了什么事。

妻子不安地对丈夫说："我们真的要把这张方子给皇上吗？那方子真管用吗？也不知道那和尚的来历，如果上次你只不过碰巧好的，这次不管用了怎么办啊？"张宝藏听妻子这样说觉得有几分道理，一时也拿不定主意。经过一番思考后，他还是决定献方，张宝藏考虑的是即使治不好也不会有什么毒害作用，不会引起反作用的。

皇榜张贴出后，太医院的太医收到了来自全国各地的很多药方，经过他们的筛

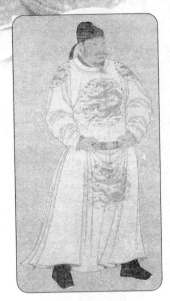

唐太宗李世民画像

选有一部分被淘汰了,当大家看到张宝藏这张方子时觉得很奇怪,这么简单的单方能治皇上这样严重的病?在大家的一片质疑声中丞相魏徵召见了张宝藏,在得知张宝藏根本就不是医生后,大家就更不信任此方了。但是,选到最后那些医生都没能找出个有效的。最后,只能用张宝藏的秘方。

太医院的太医用新鲜的牛乳加上上好的荜拨熬了药汤给唐太宗,果然唐太宗服用了几天之后病就好了。太宗心情非常好,对魏徵说:"幸好有这奇方啊!提升献方人张宝藏为五品官!"但是过了一个月魏徵也没有提升张宝藏。后来唐太宗的痢疾又复发了,就让张宝藏再煎些药汤送来,只服了一剂就好了。太宗随口问了张宝藏新的工作适不适应,张宝藏诧异地回皇上他没有换工作。唐太宗便问魏徵:"进方的张宝藏有功,怎么不见授予官职啊?"魏徵害怕太宗怪罪,就以不知道该授予文官还是武官为借口开脱。唐太宗生气地说:"任命文官或武官是你丞相的事,我是天子,难道我说话不如你说话吗?"于是,魏徵下令给予张宝藏三品文官,授鸿胪寺卿(鸿胪寺长官,主管朝祭礼仪)。

知识延伸

　　荜拨药材如桑椹状,以肥大、质坚实、味浓者为佳。药材商品以进口为主。荜拨春天发苗成丛,枝横卧,质柔软,有棱角。7月结果子,果穗圆柱状,稍弯曲,表面黑褐色,有胡椒的香气。9～10月份果穗由黄变黑时采摘,阴干。从印度尼西亚进口的黑荜拨质量较好;越南产者为红色称红荜拨,品质较差。

调味止痢话大蒜

【药名】大蒜

【药性】辛，温。归脾、胃、肺经。

【功效】解毒杀虫，消肿，止痢。

【产地】中国各地均有栽培。

　　从前，有个老医生，行医看病多年，累积了很多的经验，可是无儿无女。很多人都很仰慕老医生，想拜他为师，有些人甚至不远千里将自己的孩子送过来，但都被老医生谢绝了，不是那些孩子资质差老先生看不中，而是因为祖训有言"治病救人的本领不可外传"。眼看着自己的岁数越来越大，寻找接班人的事成了燃眉之急。

　　最后没办法，只好在远房亲戚里找了个小侄儿过来。小侄儿年龄不大，却很懂事，平日帮着老医生捣药，也做点别的零碎活儿，没事时就给他捶捶肩、揉揉背的。老医生对这个孩子很满意。在他空闲的时候，就把治病用药的道理讲给小侄儿听，想着等他再大些时再教他真本事。

　　有个农夫，是医生的邻居。他也很想学医，曾经多次找过医生，虽然医生觉得农夫忠厚老实、做事踏实，但因为相同的原因，医生没答应。可是，农夫并没有打消学医的念头。他一旦有空便会去医生家，在老医生忙不过来的时候给他当当下手。时间久了，老医生也看出农民的诚心，可是心里始终忘不了那铁一样的祖训。

　　有一天晚上，农夫又准备去医生家串门子，刚走到窗户旁时就听见医生在和小侄儿说话，他早就知道医生经常在晚上教小侄儿医术，便无意识地偷偷听了起来。其实，这天晚上，医生和小侄儿在说的是有个病人家里没钱，之前看病拿药的钱都还没付，小侄儿问医生要不要给那人加上点利息。医生对小侄儿说："如果病人暂时没钱，算了，止下利吧！行医看病是为了挽救大家的生命，解除大家的痛苦，我们不能只看重钱财。"

135

可是，农夫听得模模糊糊的，似乎是"蒜能止下痢"。农夫心里乐开怀，心想终于学会了一妙招。他一直都在等待一显身手的机会。有一天，农夫出门去找亲戚。碰巧，那亲戚得了痢疾。亲戚打算去买点药，农夫说："不用那么麻烦，我有秘方。"说完便到亲戚家的厨房里找了些大蒜，让亲戚吃了好几天，亲戚真给他治好。亲戚一家人都很意外，想不到这小配料也能有大作用。

从那以后，这消息便一传十、十传百地迅速传开了。有一天有个病人患了风寒又有些拉肚子，他到医生那找医生看病开药，医生看过后给他开了治风寒和治痢疾的药，病人一看说："这治痢疾的药我就不用了，回家吃些大蒜就没事了。"医生奇怪地问道："谁告诉你吃大蒜可以治痢疾啊！我怎么不知道啊！"那人把事情说清楚后，医生便去找那位农夫问他是怎么发现大蒜可以治痢疾。农夫知道偷听不好，但还是老实地把那天的情况说了一遍。医生听了哭笑不得："原来是这样啊！我们当时在说的是算账的事，哪是什么大蒜啊！"农夫也愣住了。就这样，歪打正着，发现了大蒜具有止痢的药性。从此，大蒜不仅被人们当作调味剂来使用而且还成为了一种常用中药。

中医认为大蒜能解滞气、暖脾胃、消症积、解毒杀虫、治积滞、腹冷痛、泄泻、痢疾、百日咳等症。外用能解毒杀虫消肿，用于痈肿疔毒，疥癣。对于大蒜的食用价值，俗语有云："春食苗、夏食苔、五月食根、秋月收种。"由此可见，大蒜在人们日常膳食中占有重要地位。

知识延伸

过多生吃大蒜，易动火，耗血，影响视力，对肠胃道也有刺激作用。专家建议，每日食用3～4瓣蒜较科学，但不能空腹食用，也不可与蜂蜜同时服用。吃完大蒜后，喝一杯牛奶，牛奶中的蛋白质会与大蒜发生反应，就可以有效去除蒜味了。用醋或酒漱口也能减轻大蒜的味道。

解表散寒话紫苏

【药名】紫苏
【药性】辛,温。归肺、脾经。
【功效】解表散寒,行气宽中。
【产地】中国南北均产。

传说,有一年的九月九,华佗带着徒弟在一家酒店饮酒,他看见一群富家子弟在酒店里比赛吃螃蟹,一只只螃蟹很硕大,他们越吃越疯狂,吃空的蟹壳在桌上堆成了一座小山。华佗便上前好言相劝道:"螃蟹性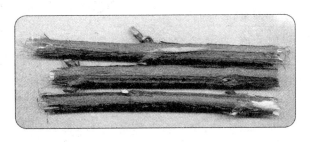寒,吃多了会肚子痛的,你们还是少吃些吧!"年轻人正在兴头上,华佗给他们泼了盆冷水,大家都很不高兴,说:"我们自己掏钱吃螃蟹犯着你了吗? 不用你管。"华佗继续耐心地说:"吃多了会拉肚子,严重的会出人命。"那群年轻人以为华佗夸大,吓唬他们的,不耐烦地说:"奇怪了,没听说吃螃蟹会死人的。老头,你是不是没钱买不起啊! 我们可以送你几只。"说完大家都哈哈大笑,继续大吃大喝。

华佗见那些人年少轻狂,不听他的劝,于是又对老板说:"不要再卖给他们了,这样下去很危险的。"酒店老板只想着赚钱哪里听得进华佗的话。他把脸一板,说:"就是出了事也不关你的事呀! 你少管闲事,别搅乱我的生意!"华佗叹息一声,只好坐下喝自己的酒。

吃到半夜,那伙少年突然大喊肚子疼,有的疼得额头直冒汗,有的疼得脸色煞白,有的等到倒在地上直抽搐。酒店老板被眼前的情景吓呆了,这半夜三更的,上哪儿请医生去? 这时,华佗走过来说:"我就是医生。""啊!"那群刚才还目中无人的少年们此时大吃一惊,也顾不得之前的无理,个个低声哀求华佗给看看。华佗说:"你们以后可要听从老人的劝告,不可胡闹!"大家都急忙答应。

华佗叫酒店老板把那群少年安顿好后,自己便带着徒弟,提着灯笼出门采药去

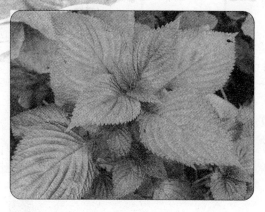

了。不一会儿的工夫华佗便驾轻就熟地来到了一条小河边，找到了草药。回酒店的路上徒弟问华佗："师父，你怎么知道这种药就长在这里啊？"华佗笑着答道："去年夏天的时候，我经过此地。看见一只水獭逮住了一条大鱼，它吃了好长时间才将那条鱼吃完，结果把肚子撑得圆鼓鼓的，难受地躺在岸上一动也不能动。没一会它又艰难地游回到水里，在水里游动几圈后又爬上岸。这样来回折腾几次之后，那只水獭竟爬到岸边一片紫草旁边，吃了些紫草的叶子，继续躺了一段时间后，竟然没事了。我觉得这件事很有意思，心里琢磨着鱼类性凉，紫草性温，紫草一定可以解鱼毒。后来，我便将这件事记在心里了。""原来是这么回事啊！"徒弟也很惊喜。"只要我们处处留意生活，就可以从生活之中学到很多东西的。"徒弟连连点头。

回到酒店后，华佗将那些紫草的茎叶煎成药汤，给那群少年喝下，没多久他们的肚子便不痛了。大家都过来感谢华佗并为之前的行为道歉，华佗只是规劝了他们几句。酒店老板问华佗："您给他们吃的是什么灵丹妙药啊！下次如果有人再出事，我也好准备准备。"华佗这才想起那草药还没名字，看到那些少年痛苦解除，很舒服的样子，联想到草药的紫色，华佗便给它取名为"紫舒"。

后来，在流传的过程中，由于音近人们又把"紫舒"叫成了"紫苏"。

紫苏在中国为常用中药，而日本人多用于料理，尤其在吃生鱼片时是必不可少的陪伴物，在中国少数地区也有用它做蔬菜或入茶。紫苏叶也叫苏叶，有解表散寒、行气和胃的功能，主治风寒感冒、咳嗽、胸腹胀满，恶心呕吐等症。种子也称苏子，有镇咳平喘、祛痰的功能。紫苏全草可蒸馏紫苏油，种子出的油也称苏子油，长期食用苏子油对治疗冠心病及高血脂有明显疗效。

> **知识延伸**
>
> 紫苏叶不可和鲤鱼同食，会产生毒疮。

止血利尿话萱草

【药名】萱草

【药性】甘，凉。归脾、肺二经。

【功效】除湿利水，通淋，止渴消烦，凉血。

【产地】中国各地均有产。

萱草，俗名黄花菜、金针花，既是一种常食蔬菜，又是一味中药。为什么人们又把它称为"忘忧草"呢？这里面还有一段感人至深的故事。

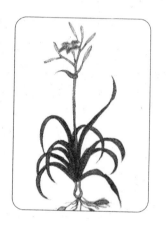

相传，大泽乡起义的领袖陈胜，雇农出身，从小家境就十分贫寒，经常吃不饱，遇到荒年就衣不裹体，断米停炊。有一年春天，正值青黄不接，陈胜已经两三天没吃过东西，饥肠辘辘，加上营养缺乏，导致他全身浮肿，胀痛难忍。后来实在难以忍受了，陈胜不得不去靠讨饭过日子。

有一天，他讨饭到了一户姓黄的母女家，黄婆婆是个心地善良的人，见陈胜饿得晕乎乎的样子，怜悯之心油然而生，便叫他进屋。随后叫女儿去外面的野地里采些萱草花回来，自己在家和面。女儿回来后，把新鲜的萱草花洗干净，蒸了一大碗，黄婆婆下一锅面条。陈胜一见，虽然没有大鱼大肉诱人，但一股浓郁的香味扑鼻而来，便狼吞虎咽，一下子吃了三大碗萱草花拌面条。几天后，他全身浮肿也消退了。后来朝廷大举征兵去戍守渔阳，陈胜也在征发之列。临走前，他特意再去了黄婆婆家一趟，跟黄家母女告别说："黄婆婆的大恩我陈胜一定铭记于心，等有一天我发达了一定报答您！请您多保重。"

陈胜和其他900名穷苦农民在两名秦吏押送下，日夜兼程赶往渔阳。当行至蕲县大泽乡时，遇到连天大雨，道路被洪水阻断，无法通行。大伙眼看抵达渔阳的期限将近，急得像热锅上的蚂蚁，不知如何是好。因按照秦的酷律规定，凡所征戍边兵丁，不按时到达指定地点者，是要一律处斩的。在生死存亡的危急关头，陈胜

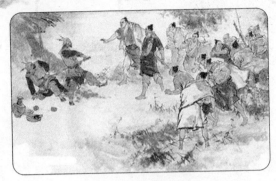

陈胜、吴广大泽乡起义

毅然决定谋划起义。

　　大泽乡起义后，陈胜被奉为"陈王"，每天吃的都是山珍海味，可是时间一久，那无数的佳肴珍膳都引不起陈胜的食欲。有一天陈胜忽然想起当年吃萱草花的情景，想到了萱草花的美味，便命人把黄家母女接进宫来，请黄婆婆按照以前的做法再做了一碗萱草花拌面，陈胜端起碗来尝了一口便觉得难以下咽，连说："怎么会这样啊！这味道和当年的相差太远了。"

　　黄婆婆是个心直口快的人，她说道："这并不奇怪，以前你吃它觉得香甜美味，是因为那你当时饿得很，如今吃腻了山珍海味所以觉得它很难吃。可是你难道忘了，现在天下还有多少穷苦老百姓在吃着这样的野菜啊！"一席话，说得陈胜满脸羞愧。

　　从那以后，陈胜便将黄家母女留在宫中。一方面为了回报黄婆婆的恩情，另一方面叫黄婆婆在宫中种一些萱草，时常做一些萱草花拌面给自己吃，提醒他不要忘了自己过去所经历的那些苦难以及广大黎民百姓正在承受的痛苦。同时陈胜又给萱草取了两个名字——"忘忧草"和"黄花菜"，又因为黄婆婆的女儿名叫金针，而且萱草叶的外形像针一样，所以人们又叫它"金针花"。

　　萱草寒凉，用于治水肿、小便不利、淋浊、带下、黄疸、衄血、便血、崩漏、乳痈。萱草根与川乌合用，可灭螺。临床应用治通身水肿、治大便后血、治大肠下血、治黄疸、治乳痈肿痛、治男妇腰痛。

解毒消痈箭头草

【药名】箭头草(紫花地丁)
【药性】苦、辛,寒。归心、肝经。
【功效】清热解毒,凉血消肿。
【产地】产于中国长江下游至南部各省。

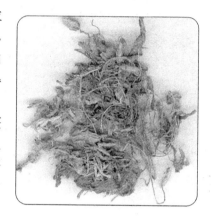

　　从前,有一群花郎靠沿街乞讨为生,有两位花郎经常遇到一起,两人天南地北地聊了几次,不久发现两人兴趣相投,于是便结为兄弟。白天两人一起行讨,晚上两人一起聊天,日子过得很惬意。

　　一天,弟弟手指突发疔疮,起初只是有点瘙痒,也没太在意,过了一晚后那手指变得又红又肿,有的地方甚至还破裂生疮了,疼痛难忍。哥哥焦急如焚,心想若不实时诊治,手指有烂掉的危险。突然想到以前讨饭时听别人说过离他们村不远有个东阳镇,镇上有一家卖治疗疔疮外用药的药铺。哥哥对弟弟说:"你这手指必须得用点药,你跟我一起去镇上的'济生堂',让老板瞧瞧,再开点疔疮膏。"

　　说完,他们便出发去了东阳镇。到了"济生堂",哥哥见到老板急忙说:"老板,我弟弟这手指一夜之间就变成这个样子了,再不诊治会烂掉的。求您给点药吧!"

　　老板是个势利小人,见两个花郎来看病买药,估计他们也没钱,便想早点打发了:"五两银子要不要买?"

　　兄弟俩一听吓一跳:"怎么这么贵啊!"

　　"嫌贵就别来这里买,我们这可是独门秘方,专治疔疮。"老板一副鄙视口气。

　　哥哥愤愤不平地说:"你这'济生堂'哪里是济生,简直就是趁火打劫!"

　　老板一听也不高兴了,说:"济生也不能济你们这种身无分文的花郎!"口角之争越演越烈,"我就不信,除了你这'济生堂',就没有别的店能治这疔疮!"

　　老板更加狂妄地说:"算被你说中了,如果你找出第二家,就来砸了我的招牌吧!"兄弟俩见再争下去也没有意义,就郁闷地离开了。

他们沿原路返回,心里很不舒服,不仅药膏没要到,还被老板羞辱了一番。走到一片山坡地,弟弟疼痛难忍。于是,兄弟俩便停下来歇息了。这时正值黄昏,落日的余晖洒在山坡上,花花草草也显得异常漂亮,尤其引人注目的是一种紫草花。哥哥见弟弟疼痛难忍,便摘了些漂亮的紫草花,将之捣成汁,涂在弟弟的手指上。过了一会儿,弟弟感到手指头凉丝丝的,比刚才舒坦些了,又过了一个时辰,弟弟的手指头竟不痛了。他们又采一些带回庙中捣烂糊在手指头上,并用紫花草熬水喝了下去,安安静静地睡了一夜。第二天早晨,肿痛果然消了。过了两天后,疔疮竟奇迹地全部好了。

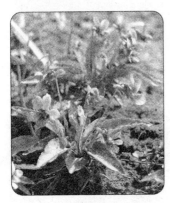

经历去"济生堂"求药被老板拒绝这件事后,兄弟俩回来若有所思,他们决定不再过以前那种无所事事的日子,他们想靠自己的双手养活自己。经过一番思考,他们决定就卖这种治疗疮的药。他们根据这种草秸梗笔直,像一根铁钉,顶上开几朵紫花的模样便给它取了"紫花地丁"的名。由于他们的药不仅效果好而且便宜,所以买药的老百姓很多,不久就抢走了"济生堂"的很多生意,兄弟俩人也各自成家,生活美满。

箭头草又名紫花地丁,苦泄辛散,寒能清热,入心肝经血分,故能清热解毒,消痈散结,为治热毒壅滞,红肿热痛,痈肿疮毒的常用药物,尤以治疔毒为其特长。

知识延伸

紫花地丁多用于热毒壅盛之时,内服多配合银花、连翘、野菊花等同用;外用可取新鲜地丁草捣烂外敷疮痈局部。

舒筋活络话木瓜

【药名】木瓜
【药性】酸，温。归肝、脾经。
【功效】舒筋活络，和胃化湿。
【产地】主产于安徽、四川、湖北、浙江等地。安徽宣城产者称"宣木瓜"，
品质较好。

从前，有位皇帝，在他小的时候不是很聪慧，呆头呆脑，反应迟钝。无论是学习读书识字还是练习骑马射箭，他都比同龄的孩子慢很多，小时候的朋友们都说他木头木脑，有点像个傻瓜。好在他很勤奋向上，懂得笨鸟先飞的道理，经过长年累月的刻苦学习，终于学有所成，从那以后再也没有朋友笑他呆、笑他傻，即便是开玩笑。

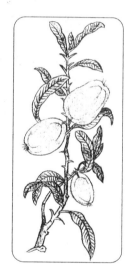

继承皇位以后，他也算得上是一位好皇帝。他的皇宫修在北方。有一年的冬天特别得寒冷，为了躲避寒冷，皇帝带着皇后和几位重臣去了温暖的南方。因为气候的急剧转变与水土不服，到南方不久后皇帝就病倒了。只见皇帝又吐又泻、口唇发干，而且足膝肿痛行走困难，皇后和那些大臣们急得不知如何是好，因为出门时没有一位御医随行。情急之下，皇后吩咐那些大臣们立刻在当地找些医生来就诊。

找来的第一个给皇帝看病的医生叫常山，他给皇帝把完脉，看过舌苔后，十分肯定地说皇帝是因为水土不服而得了肿胀病，这病并无大碍也好医治，只需要吃些木瓜加上好生调养就能好。可是，皇帝一听"木瓜"两字就想到小时候的那段郁闷的日子，心里已经怒气冲天了，而且以前根本就没听说过"木瓜"这种药，他压住心里的怒气刻意问道："那木瓜是一种什么样的药？"医生如实回答说："木瓜是蔷薇科植物贴梗海棠的果实，外表面紫红色，果肉红棕色，质坚硬，气清香，可用于治疗吐泻转筋、脚气水肿等症……"皇帝没等医生说完就打住他了，说："我吃过的甜瓜、蜜

瓜、香瓜各种瓜都没听说有治病的效果,你不用在这胡说啊! 小心我砍了你的头。"那医生见皇帝如此恼怒,只以为自己哪里说错话了再也不敢出声了。

后来大臣们立刻又请来了一位医生,也是当地的名医,他给皇帝仔细诊治后,也要皇帝吃木瓜治病,皇帝认为他们是串通好一起来愚弄他的,很是生气。于是把那位医生拖出去给杀了,并且不准再请当地医生。大臣们都在私底下议论这皇帝是怎么了,平时可是明察秋毫,体恤百姓的好皇帝,怎么现在突然间变了个人似的。

此时,聪颖的皇后站在旁边一直没说话。从前后两次看病的过程,加上自己对皇帝的了解,她已经明白了皇帝心里的想法了。于是,皇后吩咐自己最亲信的一位大臣再在当地找一位名医,她有办法治好皇帝的病。大臣照办了。

名医找来后,皇后在带他去见皇帝的路上对他说:"你给皇上诊治后,若要用到木瓜这药,你可千万记住要把木瓜改名为'万寿果',这样皇帝听了会高兴,病好后一定会重重有赏的。"那医生照皇后说的话给皇帝看了病,开了药。果然,皇帝的病没过多久就好了,重赏了那位医生。从此,木瓜就有了个别名"万寿果"。

木瓜为蔷薇科落叶灌木植物贴梗海棠或木瓜的成熟果实,有较好的舒筋活络作用,且能去湿除痹,为久风顽痹、筋脉拘急之要药。用于风湿痹痛,筋脉拘挛,脚气肿痛;能除湿和中,舒筋活络以缓挛急,除吐泻,用于吐泻转筋;此外,木瓜尚能消食,可用于消化不良。

清热泻火话芦根

【药名】芦根

【药性】甘，寒。归肺、胃经。

【功效】清热泻火，生津止渴，除烦，止呕，利尿。

【产地】中国各地均有分布。

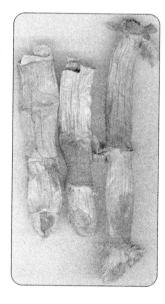

　　从前，在一个小山区里，有个小镇。因为交通不方便，镇上人们的生活基本上都是自给自足，与外界几乎没有什么往来。镇上的服饰店、书店、药店等等都只有一家，所以不管他们的东西好坏、价格高低，急需的人们明知吃亏上当还是不得不买，尤其是那家黑心老板开的药铺，常常趁火打劫。

　　正值秋末冬初的一天，早晚气候变化大，镇上一户田姓穷人的孩子不小心着凉，患了很严重的风寒感冒。孩子烧得满脸通红，昏睡不醒。穷人急忙赶到镇上的那家药铺，想买点药。老板见穷人一副着急的模样，故意慢悠悠地说："你孩子得什么病了？"穷人大概描述了一番，老板说："这个好治，要退烧吃羚羊角就好了，吃其他的都不管用。"穷人一听"羚羊角"心里就咯噔往下一沉。他虽不认识什么药材，但这羚羊角谁不知道啊！是罕见的珍贵药材，但想到孩子正在受罪，他还是鼓足勇气低着声问了句："羚羊角怎么个卖法啊？""二两银子一两，退烧至少得买五两。"穷人一听总共得花十两银子，当时就呆住了，十两银子相当于他家半年的家用，他试着问老板能不能少点。黑心的老板故意沉着脸说："这都是关门的生意了，我就没跟你开高价。买不起，就别买了，浪费我这么多时间！"穷人听了非常生气，但又有什么办法呢，只好忍气吞声回家了。

　　回到家中跟妻子把买药的经过说了一遍，妻子急得哭起来了，"那可怎么办啊？"妻子泪眼婆娑地问，"进城买可能会便宜些，但我担心孩子这病不能再拖了，而

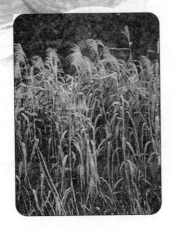

且进城也得花不少路费啊!"丈夫无奈地说着,妻子哭得更加伤心了。"找人借点钱吧!我们总不能眼睁睁地看着孩子无药可救吧?"妻子提议道。"哪有人肯借钱给我们啊!大家都躲都躲不及。"丈夫说着把头深深地埋在自己手臂里,他觉得自己太没用了,连孩子都救不了。

这时门外有个乞丐经过,听见屋里哭哭闹闹的,就进来问发生了什么事。穷人把孩子得病,药铺老板要他买羚羊角的经过说了一遍,那乞丐呵呵地说道:"我给你们治孩子,不要钱,只要给我一顿饭吃就够了。"夫妻俩急忙问道:"先生有什么好办法?"乞丐说:"你们赶紧到池塘边挖些芦根,用水洗净后,给孩子煎了汤药喝,烧自然会退。"穷人听后马上按照乞丐说的去做,果然孩子喝了汤药后不久,烧就退了。

原来,有一次那乞丐也是患了严重的风寒,最后他晕倒在池塘边,饿得走不动了,就顺手挖了些芦根吃,结果不仅填饱了肚子,高烧也给退了。从此以后,村里的人都知道芦根能解大热,是一种退烧药,谁家有个发高烧的病人,再也不去药店求那个黑心的药铺老板,芦根就成了一味不花钱能退烧的民间用药。

芦根甘寒质轻,能清透肺胃气分实热,并能养阴生津,止渴除烦,而无恋邪之弊。本品常配合麦冬、天花粉以清热生津;配竹茹、枇杷叶以清热止呕;配瓜蒌皮、知母、浙贝以清肺止咳;配冬瓜子、生薏仁、桃仁以清肺排脓。

知识延伸

苇茎汤原用芦苇的地上茎,不是芦苇的根茎,但因一般药店不备,故以芦根代替,临床使用已久,这说明苇茎和芦根的作用相同。

镇咳化痰话瓜蒌

【药名】瓜蒌
【药性】甘，微苦。归肺、胃、大肠经。
【功效】清热化痰，宽胸散结，润肠通便。
【产地】主产于河北、河南、安徽、浙江、山东、江苏等地。

江南有一座很神秘的高山，山林中密林丛生，泉水叮咚，飞禽走兽到处都是，山下的村子里祖祖辈辈都流传着山里住着神仙的说法，但是谁都没见过。

村里有个樵夫经常上山砍柴，有一次，正值中午，他砍了满满一担柴，感到又渴又累，就寻着泉水的响声，来到一个山洞的外面。山洞周围古树参天，云雾缭绕，清澈的泉水就从山洞前涓涓地流过。樵夫放下担子，美美地喝了一顿泉水，顿时觉得肚子饿了，于是就拿出出门前带的干粮，在山洞门口的一块大青石板上坐着吃起中饭来。

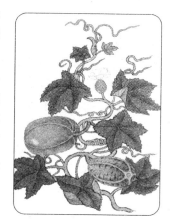

吃完了，又觉得乏困，就往石板上一躺，在一种似睡非睡的状态下，他好像听见有人说话，仔细一看只见一个白胡子老人和一个黑胡子老人在下棋。黑胡子老人说："玉皇大帝要吃的那对金瓜现在长得差不多了，估计已经成熟了，过两天把它给摘下来吧！"白胡子老人说："再等些天也没关系，反正也没人能偷走它。""也是，除了我们俩能进这洞，其他人根本进不来，除非他们知道在七月七日三刻时站在石洞门口念上'金瓜金瓜快开门，主人要进来！'"白胡子老人见黑胡子老人将开门的口诀脱口而出急忙说："小点声，万一被人听见了，将金瓜偷走了就麻烦了。"听到这番对话，樵夫高兴得手舞足蹈，一不小心从石板上滚了下来，发现自己嘴角边还挂着微笑，竟然是场梦。

一晃，七月七日转眼就到了。樵夫砍柴再次经过那个石洞。脑袋里一直浮现着几个月前的那个梦，梦中的一切都是那样清晰。樵夫走到石洞门口，决定试试梦中听到的话是否是真的。等到午时三刻时，樵夫便走近洞口，念道："金瓜金瓜快开门,主人要进来。"说完后樵夫静静地等待着,果然石门开了。欣喜的樵夫走了进去,发现洞里是个金瓜园,园里搭着许多瓜架,顺着碧绿的瓜藤依次吊着很多金瓜,其中有一对很大,很抢眼。樵夫拿出柴刀将它砍了下来,急匆匆地用衣服包裹着偷偷带回家了。回家后樵夫打开衣服才发现那对瓜就是普通的瓜,根本就不是梦中听到的金瓜。樵夫觉得这件事有些奇怪,但一时他也想不明白,只好将那对金瓜放在一边。

樵夫依旧每天进山砍柴,有一天,他又来到了山洞外,像上次一样躺在石板上休息。迷迷糊糊地仿佛又进入了梦境,再次看见了那两个神仙。"都得怨你上次走漏了风声,那对大金瓜被人偷走了。"白胡子神仙埋怨黑胡子神仙。黑胡子神仙自在地说道:"没事的,还有几对金瓜过段时间就成熟了,玉皇大帝不会责罚我们的。再说那又不是真正的金瓜,别人偷去了也没用。""怎么没用啊!虽说不是真正的金瓜,但那可是珍贵的药材啊!神仙吃了它可以清热化痰、润肠通便,何况一般的凡人。""那也得在烈日下将它的皮晒成橙红色的才行啊!一般人哪知道,他们只会将它当作普通的瓜果吃掉。"两个老神仙你一言我一语地一边聊着金瓜的事,一边下着棋。樵夫从梦中醒来后,立即赶回家找到那对金瓜,可是瓜全烂了,聪明的樵夫便将瓜籽掏了出来,将它们晒干,等到第二年开春后将它们种在了田头。

经过细心的管理,在秋天来临时,樵夫的田里结了好多大金瓜。趁着大太阳的日子樵夫将它们都晒成了橙红色的皮,给那些长年咳嗽痰喘的病人吃,一段时间后,那些病人果然相继都好了。大家都说这瓜实在是神奇,纷纷问樵夫他是怎么得到的这宝贝的,樵夫笑而不答。大家又问这瓜的名,想到这种瓜是结在高高的藤架上,采摘时需要背着编篓,所以樵夫给它取名叫"瓜蒌"。

瓜蒌,葫芦科,多年生攀缘型草本植物。喜生于深山峻岭、荆棘丛生的山崖石缝之中。其果实、果皮、果仁(籽)、根茎均为上好的中药材。《本草纲目》卷十八载:瓜蒌"润肺燥、降火、治咳嗽、涤痰结、止消渴、利大便、消痈肿疮毒"。

知识延伸

选择瓜蒌以完整、皮厚柔韧、皱缩、色杏黄或红黄、糖性足者为佳。

利尿排石金钱草

【**药名**】金钱草

【**药性**】甘、咸，微寒。归肝、胆、肾、膀胱经。

【**功效**】利湿退黄，利尿通淋，解毒消肿。

【**产地**】江南各省均有分布。

从前，有一对年轻夫妇，很是恩爱，丈夫砍柴回来时，妻子便拿出早就浸湿过的毛巾给他擦汗；妻子做饭很热时，丈夫便在一旁用蒲扇给她扇风……村里人没有不羡慕他们的。美满幸福的日子就这样在不知不觉中流淌着。

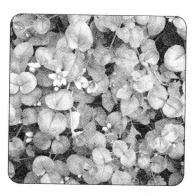

一年夏天，丈夫砍柴回来后很热，喝了妻子准备的凉茶打算到竹床上休息一小会儿，就在他起身时突然觉得肋下一阵疼痛，好像刀绞针刺一般。他用手按住痛的部位，忍了一忍，没过多久疼痛就消失了，他想可能是太热了，休息一下就没事。从那以后，丈夫经常会感到肋下疼痛，但他一直没跟妻子说，他不想让妻子为自己担心，可是时间久了后，丈夫一天比一天消瘦，妻子察觉后便拉着丈夫去看大夫，可是大夫查不出病因。可能老天爷在嫉妒他们的幸福，再过了一段时间丈夫便去世了。

妻子撕心裂肺地痛哭了三天三夜，她心里很不甘心，觉得丈夫死得蹊跷，于是便到衙门请了验尸官查明丈夫死因。根据妻子的描述，验尸官剖开了丈夫的腹部，经过仔细检查发现他的胆囊里有一块小石头。验尸官告诉妻子这应该就是她丈夫患病的原因，之前都没听说过有这种病。妻子看着这块小石头泣不成声地说道："原本活生生的一个人，就因为这块小石头一下子说没就没了。"

验尸官劝她节哀顺变，不要过于伤心。妻子想丈夫生前也没给自己留下个纪念的东西，于是她便把从丈夫胆囊里取出的那块小石头当宝贝似的珍藏起来了。每次想念死去的丈夫时，她便看上一眼那块石头。后来，她索性织了一个小网兜，把石头放在里面，无论走到哪里、无论做什么都随身携带。就这样，过了很多年。

有一年秋天，妻子在山里的田间做完活之后，砍了一堆野草准备下山喂牲口。日落的时候，她扛着那捆草回家了。当她放下那捆草时发现挂在胸前的那块石头已经化去了一半。妻子百思不得其解，她想这么多年以来，石头和我形影不离，一直都好好的，今天怎么突然就融了一半，万一明天它整个都没了怎么办啊？想到这里妻子很伤心，于是第二天她便去找当年的那位验尸官把事情详细地说了一遍。

精明的验尸官立刻意识到石头之所以化掉肯定与她昨天砍的草有关，便和她一起上山了。但是当他们上到山上之后发现，草都被砍光了。验尸官失望地说："看来只有记住长草的具体位子，等明年的这个时候再说了。"转眼间第二年秋天便悄悄到来了，他们再次上山，两人一起把那片山头的草都砍回家了。

接着他将妇人一直保留的小石块放些许在草垛上，经过长时间的仔细观察，他们并没有发现石头有融化的迹象。为了找到治疗结石的草药，验尸官并没有放弃。第三年，验尸官像往年一样把那片山坡的草砍了下来，但这一次他们先按种类将那些品种不一的野草分开，然后，再把那块石头先后放到每一种草上试验。结果，终于发现有一种草能使石头融化，看到石头刚开始融化他们立即将它取出来。

从此，医生便采集这种药草，专门治疗胆石病，效果很好。因为这种能化胆石的草叶子是圆形的金钱，所以大家便叫它"金钱草"。

金钱草为报春花科珍珠菜属多年生草本植物"过路黄"的干燥全草，习称大金钱草。以其颜色金黄，叶子呈圆形似铜钱而得名。有清热利湿退黄之效，用于湿热黄疸；能利尿通淋，排除结石，用于石淋热淋，治石淋尤为多用。

知识延伸

　　四川的金钱草又名大金钱草，为正品；小金钱草为旋花科马蹄金属植物马蹄金。治疗肝胆结石以大金钱草疗效为佳，治疗泌尿系结石，以连钱草较好。

固精缩尿金樱子

【**药名**】金樱子
【**药性**】酸、涩，平。归肾、膀胱、大肠经。
【**功效**】固精缩尿止带，涩肠止泻。
【**产地**】主产于广东、四川、云南、湖北、贵州等地。

从前，有三个兄弟，先后相继成家立业，每家都盼望生个儿子继承自家香火。事与愿违的是，老大和老二都没儿子，只有老三生了一个儿子。"不孝有三，无后为大"是当时的人们所深深信奉的。因此，老三家的儿子成了一家三房人的掌上明珠。

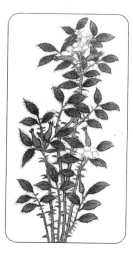

这个宝贝儿子在大家的精心呵护与百般疼爱中长大了。兄弟三人便打算给孩子娶亲，村里适合的姑娘倒是不少，但没有一个愿意的。原来，小伙子各方面都挺不错，就是从小有个尿床的毛病，村里的人都知道。因此，有姑娘的人家都摇头谢绝。为了这个病，三家人不知道花了多少钱，操了多少心，看了不少当地的医生，都没能根治。

有一天，从外地来了一个卖药的老人。老人所卖的药都装在身上背着的药葫芦里，一缕十分显眼的金黄缨穗系在这药葫芦的颈上。这卖药的老人也会看病，在村里看好了好几个长年患病的人。兄弟三人听说后，急忙把老人请进家，问老人有没有治尿床的药草。老人说葫芦里没这种药。"老人家，你一定得帮帮我们这家子啊！我们三兄弟就守着这么一个孩子，哪知这孩子从出生起就患有尿床的毛病，请了很多医生都说没法治。眼看孩子到了娶媳妇的年龄，都没有姑娘愿意嫁啊！这可怎么是好啊！"这是兄弟三人的真心话。老人想了想说道："我之前没治过这种病，但据说南方有一种药可以医治，只是那药通常都生长在瘴毒很大的沼泽地带，那里非常危险，通常都没什么人敢去。"

兄弟三人听老人这样说，都急了，"这样说来，孩子这病就没指望了。""我这辈子也没有一儿半女，所以很能理解你们的心情，而且身为大夫治病救人是我应尽的职责。这样吧，我亲自去一趟南方，你们在家等着吧！"兄弟三人见一位素不相识的老人如此无条件地帮助他们，大家都跪下叩谢大恩。

话别后，老人便去了南方。兄弟三人在家焦急地等待着，可是转眼间一个月过去，没有老人的一丝消息；第二个月也在他们的期盼中悄悄逝去；就这样，直到第三个月的某一天，兄弟三人才盼到了老人家。可是老人当时已经身中瘴毒，面目浮肿、铁青无色，走路说话都是颤巍巍的。

兄弟三个急忙把老人扶回家，老人坚持着说："我中了很深的瘴毒，无法治疗。在我身上的药葫芦里有给孩子治病的药。"老人似乎还有什么要交代的，但已经来不及，他闭上眼睛，离去了。这一家人感动得痛哭流涕，把采药的老人厚葬了。在办完老人的葬礼后，兄弟三把老人挖回来的药煎汤给孩子吃，病果然好了。不久，他们给孩子娶了亲，没过几年，兄弟三个就抱上了孙子。每逢清明节，兄弟三人便会带着全家老小给采药老人磕头拜祭，感谢他的大恩大德。

为了纪念这个为成全别人而勇于舍身采药的老人，他们就把老人挖来的药，取名叫"金缨"——因为老人没留下姓名，只见他装药的葫芦上挂着一缕金黄色的缨穗。后来，叫来叫去的，人们又把金缨改名叫"金樱子"了，大概是因为"樱"字从"木"旁的缘故吧！

金樱子酸涩收敛，具有固精、缩尿、止带作用，适用于肾虚不固所致的遗精，滑精，遗尿，尿频，带下等；能涩肠止泻，用于脾虚久泻、久痢。

知识延伸

金樱子和诃子均为收敛药，诃子酸涩兼甘，诃子酸味不及金樱子浓厚，金樱子之甘不及诃子显著，前者偏于固后阴而止泻，后者偏于固前阴而止遗。

散风透疹话荆芥

【药名】 荆芥

【药性】 辛,微温。归肺、肝经。

【功效】 祛风解表,透疹消疮,止血。

【产地】 主产于江苏、浙江、河南、河北、山东等地。

在很久很久以前,山西有个叫刘子兰的书生,自幼博览群书,后来考进了翰林院,任官职赴岭南道台。

新官上任三把火,刘子兰到任后就把手头要处理的几宗案子的案卷仔仔细细地看了透彻,发现其中有一个要在秋后问斩的大案子很是蹊跷,因为案卷里没有描述被告的一句口供,只有审判纪录中纪录着许多的哭字,这件事引起了他的特别关注。

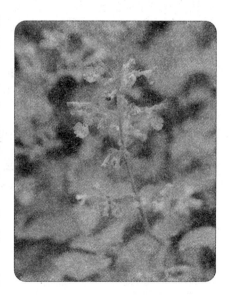

经过他的深入了解,原来案情是这样的:荆家村有个姓荆的年轻人长年累月地在外忙做贩卖鱼苗的生意,有一天生意做完了正好回家休养,媳妇柳氏甚是高兴,于是在自家院子里的水缸中捞了两条自己养大的鱼,做成鱼汤给在外奔波的丈夫喝。

谁知丈夫喝下鱼汤后没过多久就感觉不舒服,以为休息一下就会好起来,让人意外的是丈夫就这样死去了。柳氏的公公婆婆痛失儿子,于是将儿媳告到了县衙,糊涂的县官验尸后查不出死因,又被柳氏的公公婆婆用钱给收买了,于是便草草将柳氏判为死罪,下死牢,只等秋后问斩。

所幸的是在秋天来临之前,刘子兰接替了前任县官的位置。刘子兰听完整个过程后,心情异常的沉重,因为这是关乎人命的大案子,怎么能这样草草了事呢?于是,他亲自到柳氏的娘家村和婆家村进行了明察暗访,大家都认为柳氏勤劳孝顺,是个名副其实的好媳妇。

刘子兰回到县衙后又重新提审了柳氏,柳氏把事情的前前后后详细地描述了一番,结果还是理不出头绪。最后,刘子兰决定让案情重现——他把柳氏带回到婆家,让柳氏按照原先给丈夫做汤送饭的过程再做一遍。

此时的柳氏心情极其复杂,在死牢里待了一段时间的她,容貌已经大不如前了,而且失去丈夫后又被公公婆婆冤枉,有时她真的想一死了之,但是她明白如果就这样死去,那自己就会真的被当作谋害丈夫的凶手,所以只要还有一丝洗刷罪名的希望,她就要抓住。她强打起精神,挽起衣袖从院子里的鱼缸里捞了两条鱼出来,含着眼泪做了碗一模一样的鱼汤。当她端着鱼汤从厨房走出来时,院子里的几棵荆芥树随风飘动,无意间有些花粉落入碗中……刘子兰当即注意到这些荆芥花与它落入碗中的情景。

刘子兰带着自己的疑惑与猜测,先后请了数名当时知名的中医坐下来研究关于荆芥花的问题,几位中医的看法是一致的,"荆芥辛散气香,长于发散风寒,祛风止痒,宣散疹毒,且炭炒后长于理血止血,可用于治疗血热妄行的各种出血症,但是一旦与鱼汤混合就能产生剧毒。"后来刘子兰又翻阅了许多医药书籍,证明荆芥与鱼汤混合确实能产生剧毒。

刘子兰查明事实后,宣布柳氏无罪,当堂释放了冤屈的柳氏。

荆芥辛散气香,长于发表散风,且微温不烈,药性和缓,表寒表热皆可用之。可以解表散风,透疹。用于感冒,头痛,麻疹,风疹,疮疡初起。炒炭治便血,崩漏,产后血晕。

知识延伸

荆芥指生荆芥,是未经炒制的带花序的全草。荆芥穗或称芥穗、生芥穗,是未经炒制的花穗,尤善于疏散头面之风。炒荆芥是将荆芥切段后,用文火微炒后入药者,炒制后发散之力缓和。荆芥炭是荆芥片武火炒至黑色存性入药者,亦称黑荆芥,善入血分,有理血止血之功。

收敛止血鹿衔草

【药名】鹿衔草
【药性】甘、苦,温。归肝肾经。
【功效】祛风湿,强筋骨,止血,止咳。
【产地】中国大部分地区有产。

很久很久以前,在完达山下有一个村庄,村子里有个叫郝欣的妇女。她勤劳持家,心地善良,助人为乐。村子里哪家缺粮少米,她便会和丈夫商量,宁可自己少吃些,也要送些过去,丈夫也是个热心肠的人,每次都会同意;谁家大人出门办事,就把孩子放在郝欣家,她对待那些孩子就像自己家人一样;谁家有个什么大事要操办,人手不

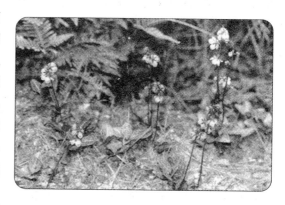

够时,她会主动过去帮忙……全村的人都很喜欢郝欣。

有一天,当郝欣正在自己家院子里翻动晒着准备过冬吃的蔬菜时,突然一只受了惊吓的小梅花鹿跑进了院子,躲在院子的角落,惊恐地望着郝欣。郝欣心里想:"这应该是山上的梅花鹿,它怎么跑到我家院子里了?"就在这时,她听到附近有人在问有没有人看见一只梅花鹿,她立刻意识到这是只被人追杀的小鹿,于是把小鹿藏进了屋子里面。猎人过来问她:"嫂子,你有没有看见一只小梅花鹿从这里经过?"郝欣笑着回答:"我一直在这摆弄这些菜,没看见什么梅花鹿啊!"那猎人在村子里找了一遍后,不见梅花鹿的影子便讪讪地离开了。

猎人走后,郝欣进屋看看小鹿,对它说道:"猎人已经离开了,你可以上山去找自己的母亲了。"鹿眼睛里含着泪,站在屋里一动也不动久久不愿离去。郝欣想难道自己说错话了,便蹲下来抚摸着小鹿的头说道:"今天能救你一命,也算我们有缘,希望以后还能再见到你!"小鹿温顺地把头靠过来,用自己柔滑的毛蹭着郝欣的

脸,然后依依不舍地离去了。

从那以后,小鹿经常趁没人注意的时候偷偷地从山上下来,和郝欣一起嬉戏。郝欣因为有了这个特殊的"朋友"也很开心。但是,有很长的一段时间,小鹿突然不再来了,郝欣一直都在担心是不是小鹿出什么事了,不知是否被猎人抓走了。再过了一段时间,郝欣实在不安心,便和丈夫商量进山找小鹿。丈夫不同意,因为当时郝欣已有身孕在身,丈夫说等她生完孩子后再一起去寻找小鹿,想着肚子里的孩子,郝欣也同意丈夫的决定。

过了一段时间后,郝欣顺利地生下了孩子,但是产后她一直血流不止,没过多久脸色就变得异常苍白,也吃不下、喝不下,整个人都很虚弱。丈夫经过多方求医问诊,都不见有什么效果,痛苦得不得了。就在郝欣处在病危之际,那只梅花鹿口中含着一些草,进屋来了,身后还跟着一只很小的梅花鹿。它把那些草轻轻地放在郝欣的嘴边,然后静静地望着她。

郝欣和丈夫都很惊奇,但丈夫立刻领会了梅花鹿的意思——那些草是拿来给郝欣吃的。于是,丈夫把那些草分成了好几份,每天都将其熬成药汤给妻子服用,一连服用了几天之后,果然奏效了。郝欣的脸色逐渐红润了,身体也渐渐地强健了,夫妻俩很高兴。为了感激那只梅花鹿,他们便将这种强筋骨、止血的草取名为"鹿衔草",一直流传至今。

鹿衔草苦温能燥,味甘能补,既能祛风湿,又能入肝肾而强筋骨,常用于风湿日久,痹痛而腰膝无力者;有收敛止血的作用,用于月经过多,崩漏下血,外伤出血;能补益肺肾而定咳喘,用于久咳劳嗽。

> **知识延伸**
>
> 用于风湿痹痛,可配独活、桑寄生、牛膝等同用。治肾虚腰痛、肝肾亏损、脚膝无力,可配合金雀根跟菟丝子等药。对于咯血、吐血、衄血以及月经过多等症,都可配合止血药物同用。如外伤出血,可用鲜草捣烂外敷。

止血补虚仙鹤草

【**药名**】仙鹤草

【**药性**】苦、涩,平。归心、肝经。

【**功效**】收敛止血,止痢,截疟,补虚。

【**产地**】主产于浙江、江苏、湖南、湖北等地。

有一年夏天,两个秀才进京赶考。他们生怕误了考期,一路不停地赶路,都累得体虚气短了。

这天,两人前不着村,后不着店,走来走去,进了一片荒漠。烈日当空,强烈的阳光晒得他们汗流浃背,又渴又饿,连个歇脚的地方都找不到。一个秀才因劳累带上火,突然鼻孔里流血不止。另一个秀才吓慌了,急忙把携带的旧书撕

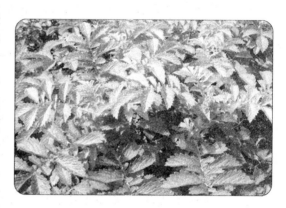

成条状、卷成捻儿塞进朋友的鼻孔。可是他塞住了鼻子,血又顺着嘴往外流。

这个秀才没了主意:"这可怎么办?"

流鼻血的那个秀才说:"有点水就好了。"

"你让我上哪儿找水去?"

"哪怕找块湿润的石头,给我放进嘴也舒服多了啦。"

"你瞧瞧,四周除了黄沙什么也没有啊!"

正在这时候,突然从头顶方向传来啪啪的鸟儿挥动翅膀的声响,他们抬头发现有只仙鹤正从他们头顶飞过。

口鼻冒血的秀才羡慕地张开两臂,喊道:"仙鹤啊仙鹤,你慢点飞,带我们一起离开这荒漠吧!"

仙鹤受了惊吓,一张嘴,叼着的一根野草掉落下来。

另一个秀才笑着捡起来,打趣说:"仙鹤都在同情我们了,把它的粮食赠给我

们了!"

口鼻冒血的秀才把野草放进嘴里嚼了嚼。有了鲜嫩野草汁液的滋润,秀才感到嗓子也不痛了,口也不渴了,干裂的嘴唇也好了很多,没过多久,鼻血竟也被止住了。

两人高兴极了:"哈哈,仙鹤送仙草来了!"

流鼻血的秀才若有所思地对另一个秀才说:"我觉得这次考试咱们两个一定能一举成功,你看这一路的艰辛不但没有使我们退缩,反而让我觉得这是上天对我们的考验!"

"是啊!刚才你还鼻血流得止不住,现在像个没事的人,一定是有神仙在眷顾我们!"说完,两人继续往前赶路。

后来,他俩总算没误考期,几年过去,都做了官。

一天,两人碰在一起,喝酒聊天叙旧,两人不约而同地想到了进京赶考的那段艰辛的日子,想起荒漠的遭遇,其中一位大人说:"还记得当年给你止住鼻血的那药草吗?"

流鼻血的那位大人说:"哪能忘记啊!幸亏有它啊!"

经过商量他们都想再找到那种能止血的药草,说不定还能给城中的老百姓治病呢!可是,两人问了许多郎中和药农,没一个知道这种药的。于是,他俩回想着药草的样子,画出图来,命人照图寻找。就这样找了许多年,最后终于在那荒漠附近的山上把那种药草找到。这是一种有羽毛样子的叶子、秋天开白花的药草,后来经过许多郎中的实践,证实那草药确有止血的功能。为了纪念送药的仙鹤,他们就给这种药草取名叫"仙鹤草"了。

仙鹤草味涩收敛而性平,具有收敛止血作用,无论属热属寒均可用之,用于咯血、吐血、衄血、便血、崩漏等多种出血症;既能收涩止泻止血,又能消积止痢补虚健脾,用于泻痢,对血痢及久病泻痢,小孩疳积尤宜;有补虚、强壮之功,用于脱力劳伤,神倦乏力,脸色萎黄之症。

知识延伸

因其功效有如灵芝,所以中医界人士命名为白鹤灵芝。

温肾散寒话乌药

【药名】乌药
【药性】辛,温。归肺、脾、肾、膀胱经。
【功效】行气止痛,温肾散寒。
【产地】主产于浙江、安徽、江苏、陕西等地。

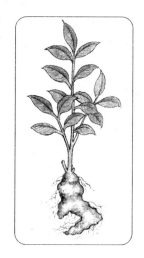

　　相传在汉朝时,浙江某县有叫刘晨、阮肇的两位年轻人,为了治村里的流行病,两人一起到天台山采乌药,一路上采了数十天,到了荒无人烟的地方,粮食也吃完,筋疲力尽的两个年轻人,饿得奄奄一息了。这时,他们突然看到不远处的山上有一片桃树林,结了许多桃子,两人便立刻鼓足全身力气快步走了过去。

　　几个桃下肚后,两人浑身有劲,又有力气赶路了,走到了一条小溪边,正低头喝水,突然听到一阵笑盈盈的声音。他们抬头只见对面有两个绝妙的女子,一个穿红衣,一个着绿衣,向他们招手,叫着他们的名字。两个年轻人觉得太奇怪了,问道:"我们和姑娘从不认识,你们怎么知道我们的名字啊?"只见穿红衣服的姑娘笑着答说:"我叫红桃,她叫碧桃,家住桃园洞,今天出门采药碰到两位公子,实属缘分,我们想邀请你们俩到家中做客,不知道两位愿不愿意?"两位年轻人当即表示愿意随她们进洞。

　　进洞后,两人发现洞内别有一番洞天。灯火通明,溪水潺潺,令人眼前一亮,洞内气候犹如三、九月,很是惬意舒服。就这样,两个年轻人在洞里住了几天,便与两位姑娘成亲了。

　　从此,白天他们一同采药,夜晚弹琴、跳舞,生活得很美满。有一天,他们照样出门采药。突然树上布谷鸟叫了起来,"归家,归家。"声音非常悲切。两个年轻人忽然想起离家已久,村里百姓的病也不知如何了,家里人肯定挂念。于是晚上回到家中后跟妻子商量,想下山回家去看看,过几天就回来。两位姑娘听完后伤心地说道:"两位夫君是为采乌药才上山的,回去是迟早的事。我们这里有你们需要的乌药。你们回去办完事后就马上回来,一路小心!"说完便拿了满满一筐的乌药赠与两位年轻人。

第二天一早,两位姑娘送刘晨、阮肇出了洞,直到溪畔才依依惜别。出了山,两位年轻人沿原路返回,但老觉得走的路很陌生。到村子后,觉得更加奇怪了,似乎什么都变了,他们找不到家,以为自己走错了地方。刘晨想了很久,突然想起自己家门口旁有一个半边捣臼。找到了半边捣臼,终于确定这是他们家。

于是,两人高兴地进屋了,可是家里人一个都不认识。两年轻人立刻退了出来,向一个白胡须老者打听,白胡须老者告诉他们俩,他听爷爷说,爷爷的太太公到天台山采乌药后一直没回来。于是,白胡须老者查了族谱才晓得他的七世太太公就是眼前的两个年轻人。

刘晨、阮肇这才如梦初醒,原来自己在天台山采乌药时碰到神仙了,真是"天上一日,地下一年"啊!过几天,两个后生又进山,结果发现桃源洞已经被封锁,自己的妻子也不见了,但在洞边却多出了两座山峰,形似妻子,原来在他们离开的这段日子,王母娘娘发现了两位仙子私自与凡人通婚,便把她们变做两座石山以示惩罚,以儆效尤。

乌药辛散温通、散寒行气以止痛,用于寒凝气滞所致胸腹诸痛症;有温肾散寒、缩尿止遗之功,用于尿频,遗尿。

知识延伸

《本草纲目》等典籍记载:乌药,以出天台者为胜。具补中顺气、开郁止痛、温肾散寒之功效,能上理脾胃元气、下通少阴肾经。

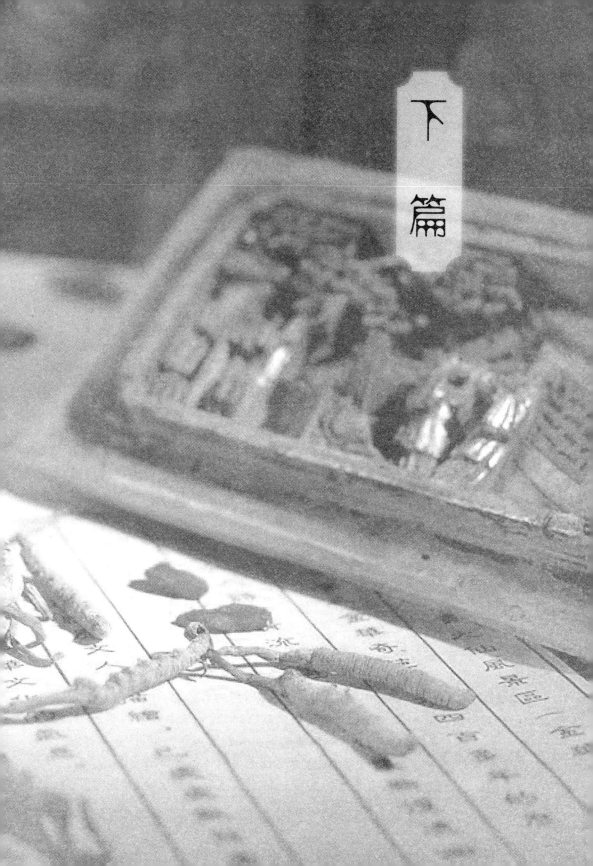

下篇

通关泻积话巴豆

【药名】巴豆
【药性】辛,热,有大毒。归胃、大肠经。
【功效】峻下冷积,逐水退肿,祛痰利咽,外用蚀疮。
【产地】主产于四川、广西、云南、贵州等地。

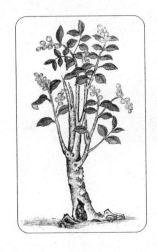

相传,在鲁地有一位叫赵瑜的穷书生,父亲过世得很早,从小他便和母亲相依为命。母亲是一个很坚强的人,自己吃过很多苦,受过很多罪,所以在赵瑜很小的时候母亲就教育他,一定要好好读书,考取功名,有个一官半职,将来才不至于挨穷受苦。

赵瑜也很懂事,从小就帮着母亲做些能力所及的事,同时一有空余时间就看书。等他长大了,可以参加考试了。第一年,他进京赶考,恰逢遇到一场暴雨,淋了个措手不及,第二天高烧不退,患了严重的风寒感冒,但他还是坚持去参加了考试。结果可想而知,在考场上他昏昏欲睡,时间到了还没答完试题,就这样第一年他名落孙山。

也许是受了第一次不成功经历的影响,以后几年赵瑜年年都参加应试,但没有一次考中。为此他悲伤、痛苦不已。回到家觉得无颜面对老母亲,而且村里人的冷嘲热讽简直无法想象。在返家的路上,他经过泰山,便顺道上了东岳庙。他本来是想进庙烧烧香,求大慈大悲的菩萨保佑他明年一定要顺利考上。

一进寺庙,他发现寺庙里热闹非凡。原来,很多今年高中的人都在这烧香拜佛以此感谢神灵对他们的庇护,赵瑜见这般情景,想到自己尴尬的处境,竟一时想不开,跑到后山的树林中上吊自尽。正在这危机时刻,一位上山采药的老人救下了他。老人问赵瑜为什么要轻生,赵瑜哭着说:"参加了多年的应试,一次都没考上,家里依旧一贫如洗,自己一介书生,怎么养活老母啊!还不如死了算了。"老人听了赵瑜的哭诉,劝他说:"人穷不可志短啊!你有没想过你死了之后,老母亲怎么办啊?"赵瑜一时无话可答,他也意识到自己这种自私与不负责任的行为实在是太不应该了。老人见赵瑜不说话,知道他已经后悔了,于是进一步劝解:"其实,人生有很多条道路,除了高官厚禄,你还有很多选择。""老人家,跟您说实话,对于功名之事我已心灰意冷了。您阅历丰富,您看像我这样手无缚鸡之力的温文书生能做什么呀?"老人呵呵笑着说:"这样吧!我传给你一个独门秘方,你掌握它之后既可以为老百姓治病,又可以解你生活之困,保证你的衣食来源。"赵瑜连忙谢过老人。

原来老人家传给赵瑜的秘方就是巴豆丸,可以治冷积、腹满、水肿、喉风喉痹、顽癣等。因为大家都只知道巴豆有大毒,平时都不敢用它,更不会有人拿它去治病。但老人经过长期摸索发现用多层吸油纸压榨去油后,碾细过筛制成巴豆霜使用就不会有毒了。

后来赵瑜用巴豆丸行医售药,果然疗效显著,求医者络绎不绝,数年后赵瑜居然成了一方名医。

巴豆辛热,能峻下冷积,开通肠道闭塞,用于寒积便秘急症,张元素喻其有"斩关夺门之功";有很强的峻下逐水退肿作用,用于腹水鼓胀,可用巴豆、杏仁炙黄为丸服;能祛痰利咽以利呼吸,用于寒实结胸及喉痹痰阻;外用有蚀腐肉、疗疮毒作用,用于痈肿成脓未溃及疥癣恶疮。

知识延伸

巴豆中毒解救方法

服冷稠米汤或面糊、蛋清、牛奶、豆浆、鞣酸蛋白、阿拉伯胶浆,或大豆煮汁,或芭蕉叶根捣汁,或小野鸡尾草捣汁,或花生油,或绿豆煎汤内服。

将军盛名唯大黄

【药名】大黄

【药性】苦,寒。归脾、胃、大肠、肝、心包经。

【功效】泻下攻积,清热泻火,凉血解毒,逐瘀通经。

【产地】主产于青海,甘肃等地。

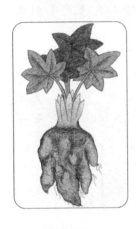

相传,在四川峨眉山下有位姓黄的郎中,祖祖辈辈都是靠采挖黄连、黄芪、黄精、黄芩和黄根这五味草药来为老百姓治病的。到了黄郎中这一辈也是如此,大家都习惯称黄郎中为"五黄先生"。每年黄先生都会定期去山里采药,由于进山时间长,黄先生都会住在山里一户名叫马俊的人家。马家人都很尊敬五黄先生,每次五黄先生来家里都是热情招待。马家人生病了,五黄先生就会免费给他们诊治,亲如一家人。

当马俊长大了些时,他父亲便对五黄先生说他不想自己的儿子像自己一样一辈子都靠开荒种田为生,希望五黄先生能教一些看病治人的医术给马俊,将来有门手艺能有口饭吃。五黄先生行医数年,也累积了不少的经验,收个徒弟一方面平时可以帮帮自己,另一方面自己的医术也可以得到继承。于是,五黄先生便收了马俊为徒。

刚开始,马俊跟着五黄先生进山采药很积极,但时间久了,他就在心里埋怨五黄先生不教他看病的本领只叫他上山采药、晒药、抓药。他跟师父说想学看病,五黄先生说:"透过平日里我对你的了解,觉得你性子比较急,这一点是学医的大忌!再等一段时间,我自然会教你的。"马俊听师父这样说,心里不高兴,于是便暗地里偷偷地学,一段时间后自己也摸出了些门道。有时候趁师父不在他还悄悄给人看病,也治好了几个人,很是高兴。

有一天,有位孕妇来看病,不巧五黄先生出诊了,那位孕妇看上去脸色苍白,有气无力的,马俊不会把脉,就直接问那妇人哪里不舒服。孕妇说拉肚子拉了几天了,浑身困乏无力。本来止泻应该用黄连,马俊却给她用了泻火的黄根。结果,那孕妇吃了两天的药不但没治好病，反而因为大泻而死去了。孕妇的家人一怒之下，就把马俊告到了县衙。县官经过审查后就给马俊判了个庸医害人的罪名。

这时，五黄先生正好出诊回来了，听说了此事，立刻赶到县衙。跪在堂前说："大人，应该判我的罪啊！马俊是我的徒弟，他之所以误伤人性命，都怪我平时没教好。"马俊一听，急忙分辩："大人，我给人看病是背着先生的，此案与他没有任何关系，大人千万不要判先生的罪。"县官一听就明白了来人是马俊的师父，而且由此可见师徒感情非同一般。后来经过明察暗访知道五黄先生在百姓中的口碑极好，是大家尊敬的好医生。县官大人也不想为难他们，于是和死者家属商定，马俊死罪可以免除，但须入狱几年，并赔给死者家属一笔钱，这案子就这样结案了。

后来，马俊坐完牢后，继续跟着五黄先生学医。经过这次教训后，马俊变得很稳重了，时时刻刻都很听师父的安排。这时，五黄先生见马俊已经具备了做医生的条件，就把自己的医术悉数交给了马俊。

为了记住那次治死孕妇的教训，五黄先生决定将五味黄药中的黄根改名为"大黄"，以免后人再用错这味药。

大黄苦寒，有较强的泻下通便、荡涤胃肠积滞作用。为治疗积滞便秘之要药，适用于热结便秘之症；能使上炎之火下泄，又具清热泻火、止血之功，用于血热妄行之吐血、衄血、咯血，以及火邪上炎所致的目赤、咽喉肿痛、牙龈肿痛等症；可内服外用，用于热毒疮疡，烧烫伤。

知识延伸

大黄的别名为"将军"，是人们根据它的功效冠之的。古书记载"大黄，阴中之阴药，泄满，去尘垢而安五脏，谓如定勘祸乱以致太平无异，所以有将军之名。"明朝，张景岳把大黄、附子并称为中药之良药。大黄也是一味延年益寿的良药，还是一副美容中药，可用来消斑。大黄做为一种食用保健品，已开发出诸如大黄酒、大黄晶、大黄饮料等品种，应用前景广阔。此外，大黄还可用作燃料、香料和酿酒工业的配料。

咳喘痰多寻半夏

【药名】半夏
【药性】辛,温,有毒。归脾、胃、肺经。
【功效】燥湿化痰,降逆止呕,消痞散结;外用消肿止痛。
【产地】中国大部分地区均有,主产于四川、湖北、江苏、安徽等地。

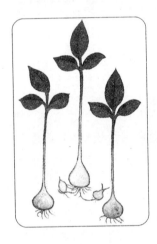

相传在清朝,四川有一位总督患喉痛症已有很长时间,这虽说不是什么大病,但平时吃饭喝水,甚至长时间讲话喉咙都会一阵一阵地隐隐作痛,总督一直颇为心烦,找了当地许多名医诊治都没有什么效果。因此,总督更为不高兴,对自己这不知缘由的病一直耿耿于怀。

后来,有人向总督提议,成立一个医生协会,专门供医生们交流,无论是名家名医还是游医散医都可以入会,只要能治好总督的病就会得到丰厚的奖赏。就这样,不久医生协会便成立了,吸引了不少的医家前往。大家去的目的各不相同,有的人是冲着丰厚的奖赏;有的人是想看看究竟这是何疑难杂症;有的人是一直都很敬重总督想为他分忧……

一天,当大家都在议会室讨论这病的诊治方法时,突然听见家仆回报:"禀总管,门外又来了一位自称是医生的人。""快快有请!"总管高兴地回复。不一会儿,只见一位衣着很随便的人踱着小步进来了,在场的各名医相互看了看,没有太多的寒暄,因为他们觉得跟那人没有交流的可能。

在进屋一段时间后,散医发觉自己被孤立了,没人主动和他说话,他觉得很尴尬,于是起身准备离去,心想:"什么医生协会,还不是专门给你们这些有身份的人准备的,看来我是来错地方了。"

当散医走出客厅后,总管发现他没招呼一声就离去,肯定有不周到的地方,于是追了出去。这时散医已经来到后花园中,他发现后花园的北墙角处有很多竹笼,竹笼里关着很多漂亮的野鸡,心里觉得奇怪,正在这时总管追上了他,"先生,为何匆匆离去，小人招待不周处还望见谅！"散医一听这话，刚才的不快全消了，连忙说道："没有没有，我只是出来透透气！管家，你们这院子里的野鸡是供观赏用的？还是留作食用啊？"散医带着疑惑问道。"我们总管喜欢吃野鸡髓豆腐汤，这些野鸡都是留作食用的。"总管回答道。

散医一下豁然开朗，"啊！是这样啊！带我去见总督大人吧！他的病我能治好！"总管听散医说得如此有把握，心想他肯定有办法，于是立刻带他去见总督大人。

见到总督后，散医就说："草民认为，总督的病并不用吃很多的药，只需戒食野鸡，然后早晚各服生姜数片，几天之后必见效。"总督听了愣了，继而说道："愿听先生详细说来。"散医自信地说道："大人喜欢吃野鸡髓豆腐汤，却不知那些野鸡喜欢吃生法夏子，常吃野鸡便可间接中法夏之毒而引起喉痛之症。"总督听了散医的解释，觉得很有道理，便按照他的方法进行治疗，过了几天后，果然喉痛消除。总督很高兴，派人去请散医回来给予重赏，但是散医早已不知去向了。

从那以后，那些所谓的百家名医都很尊重草泽医生，在以后寻医治病的时候大家都没有了先前的偏见。

半夏辛温而燥，为燥湿化痰，温化寒痰之要药，用于湿痰，寒痰症，尤善治脏腑之湿痰。

知识延伸

生姜可解半夏之毒，我们平常用的中草药"姜半夏"，即是用生姜汁加工过的半夏，已经被解过毒了。

止血妙品有白芨

【药名】白芨

【药性】苦、甘、涩，寒。归肺、胃、肠经。

【功效】收敛止血，消肿生肌。

【产地】主产于贵州、四川、湖南、湖北、安徽等地。

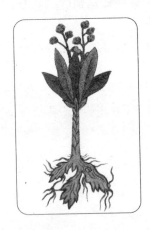

传说古代有位将军，既忠诚又十分英勇，很受皇上的器重。那时番邦蠢蠢欲动，对中原地区虎视眈眈，无时无刻不在等待着扩张土地的时机。

一次，皇上到关外视察民情，而那位将军就随行保护皇上的安全。番邦觉得这是个千载难逢的好机会，便派出多名武功高强的将领来刺杀皇上。回京的一路上，刺杀不断，而那位将军也非常勇猛，护在皇上的面前，多次阻挡敌人，已经杀了十几名番将。等回京的一行队伍来到山海关口时，来时声势浩荡的队伍已经折损过半了。

这时，突然有六个番将追杀上来，那位将军先掩护皇帝进关，然后自己又返冲出去，迎敌冲杀。最后他终因太疲劳，寡不敌众，被人砍了四刀。但他依然稳坐在马背上，冲回来，来到关前，一声大吼，竟把马儿提上城头，那些番将瞠目结舌都吓呆了。后来连忙用箭射，将军身上又中了好多箭，最后被救到皇帝面前。所有的人都被他感动了，皇上急忙命令随行的太医对那位将军急救。虽然血止住了，断了的筋骨也接上了，但由于将军的肺被箭射穿，呼吸急促，嘴里还吐着血，仍然有性命之忧。皇帝着急大呼："如若没有爱将，朕几欲死于敌人刀下。如今卿性命堪忧，朕情何以堪？"于是紧急下令张贴榜文，征求能人前来医治。

这天，士兵带进来一位老农，精神饱满，拿着几株草药。那草药就如棕榈叶一样，根部有颗像菱角肉的块状。老农将草药献给皇帝道："请皇上命人把这根上的块状切下来烘干，磨成粉，冲服并外敷，不久伤口便能痊愈了。"

果然没几天，将军肺部的伤口愈合，嘴里也不吐血了。皇上十分高兴，对老农说:"你说吧！要什么样的赏赐？是要做官呢？还是要你一辈子都花不完的银子？"老农笑着摇摇头。皇帝奇怪了,问他道:"权力和金银财宝你都不要,那你想要什么呢?"老农只是笑笑,不语。

后来,伤愈的将军见到老农,立即上前鞠了一躬,满怀感激地说:"敢问老伯尊姓大名？我能从阎王殿里回来,全是老伯您的功劳,即使给您我所有的财产也无法表达我的谢意。"老伯见将军彬彬有礼,才回答:"我叫白芨。我什么也不要。只希望把这味草药,让太医院编入药书,公布天下,使老百姓也会用它来医治肺伤出血就行了。"将军赞赏地看着他,连连点头,佩服道:"好,好好,老伯真是高风亮节！我一定会禀明皇上的。"老农随即离开了皇宫。

于是,将军晋见皇上,对皇上说明了老农的愿望。皇上这才明白:"哦,原来他想要这个啊？还真是个奇怪的老人！那味药叫什么啊?"老农已走,将军哪里知道名称,只好回答道:"我没向老伯问名称呢！但他的姓名叫白芨,就把这个药命名为'白芨'吧！刚好也可纪念这个不求钱权的老伯!"从此以后,中药白芨就成为了广泛使用的药材了。

白芨质黏而涩,为收敛止血要药,止血作用佳,用于内外诸出血正;能消肿生肌,用于痈肿、烫伤及手足皲裂、肛裂等。

知识延伸

白芨自古就是美容良药,被誉为"美白仙子",还可治疗痤疮、体癣、疖肿、疤痕等皮肤病。《药性论》云其"治面上疮,令人肌滑"。《本草纲目》云其"洗面黑,祛斑"。常单味或配方制成面膜、洗剂、糊状、霜剂等外用,如人参润肤霜、宫廷流传方、白芨面膜等,也煮粥内服,坚持应用有肯定效果。

中国著名的京剧表演艺术家梅兰芳先生,生前常食核桃粥(其中有大豆、白芨、核桃仁等),所以到老仍面容红润、肌肤光泽。

毒痢克星白头翁

【药名】白头翁

【药性】苦，寒。归胃、大肠经。

【功效】清热解毒，凉血止痢。

【产地】主产于吉林、黑龙江、辽宁、河北、山东等地。

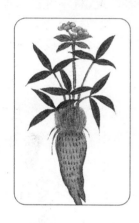

从前，有个年轻人闹肚子痛，痛得他额头直冒冷汗，四肢发冷。当时恰好是农忙之际，左邻右舍都下田干活去了，年轻人只得强忍疼痛自己去找医生。谁知村里唯一的医生被邻村的人请去看病了。年轻人本来想等医生回来，可是等了半天都不见医生的踪影，他只得去镇上找医生。小镇离村子有点远，但如果按照正常的速度，在天黑之前他应该能赶回来。年轻人一路走得很急，半路上痛劲又上来了，痛得他肠如刀绞、脸色煞白，最后竟行动不得，躺在地上打滚，哭爹喊娘。

"小伙子，你这是怎么了？我可以帮帮你吗？"年轻人痛苦地抬起眼角，看见一位白发苍苍的老爷爷拄着拐杖站在他面前。

年轻人答道："从今天早晨开始我的肚子就痛，想买点药可是医生出门了……哎呦……"年轻人还想继续说点什么，可是他痛得说不下去了。

白胡子老人俯下身子，将年轻人搀扶起来，说道："我知道有一种中药可以治你的肚子痛。"

"请问是什么药？在哪里啊？"

白胡子老人笑着说："远在天边近在眼前。"

说完用拐杖指着路边一棵头顶上长着绒绒白毛的草，说："这种草药的根可以治好你的病，你把它挖回去，切下根，煎药，只需要喝几次就可以药到病除。"

"老人家你不会开玩笑吧？这野草我都不知道见了多少，从来没听说它能治肚子痛。"

"信则灵，不信则不灵。这是我的独传秘方，希望你用它治好病后，传播给大家。"老爷爷说完,转身走了。

年轻人寻思着这位白发老人看起来和蔼可亲应该不会是骗人的。于是,便趁着肚子还不是很难受的时候挖了些那野草带回家。睡前按照老人说的方法把草药煎汤喝了,一夜没事,第二天年轻人继续喝了几剂,过了几天他的病便痊愈了。

巧的是,邻居中有个人也得了痢疾。也是痛得哭爹喊娘的。

年轻人得知后说:"我有办法治你的病,你等我一会儿,我上山挖点药回来。"说完便带着采药的工具到村外的田埂间去挖药了。

年轻人挖了一篮子药回来,按照上次的方法煎了药给邻居喝。邻居吃过就好了。大家都很好奇年轻人怎么会知道这野草能治痢疾。年轻人便对大家详细地讲述了他如何得病,如何遇见白发老人等等。

大家问:"这药草叫什么名啊?"

"哎呀,忘了问老人家了。"年轻人后悔地说道。

过了些日子,农忙结束了,年轻人有空了,想起来应该好好谢谢老人。于是,他带了些礼物来到了上次他见到白发老人的地方。可是,等了好久都不见老人的踪影,问了些过路的人,大家都说没见过这样一位老人。

年轻人很失落,他坐在田埂上发呆,寻思着一个活生生的人怎么就见不着了呢? 想着想着,在暖暖的阳光下年轻人便在山坡上睡着了。梦中,他见到了那位老人,老人告诉他自己是南极仙翁,那天亲自下凡传药,那药叫"白头翁"。年轻人醒来之后,明白了一切。从此,"白头翁"就被当作一味常用中药使用了。

白头翁,又名白头草、奈何草、大将军草,属毛茛科多年生草本植物。生于山野、荒坡及田边,其根、茎、叶、花皆可入药,药用主要用其根。据说其特性是有风反静,无风自摇,根部有白茸。中国最早药学专著《神农本草经》即将其列为清热解毒、凉血治痢要药。医圣张钟景的《伤寒杂病论》中,有治疗厥阴热毒利(痢)的白头翁汤,治产后下利(痢)极虚的白头翁加甘草阿胶汤,效专力宏。但此药虚寒下痢忌用。

知识延伸

《唐本草》中载:"白头翁,其叶似芍药而大,抽一茎,茎头一花,紫色,似木堇花,实大者如鸡子,白毛寸余。正似白头老翁,故名焉。根甚疗毒痢,似续断而扁。"

171

宣肺祛痰话桔梗

【**药名**】桔梗

【**药性**】苦、辛，平。归肺经。

【**功效**】宣肺，祛痰，利咽，排脓。

【**产地**】中国大部分地区均产，以东北、华北地区产量较大，华东地区质
量较优。

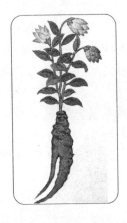

传说，在大别山某县，城南有一个商家村。村里有个叫
商凤的姑娘，她从小就很坚强独立，善良勇敢。有一年村里
人染上了一种肺热病，人人胸闷腹胀，咳嗽不止，浑身有气无
力，不能下田耕作，眼看着田里的庄稼都荒芜了。商凤看了
心里非常难过，在反复思考后她决心亲自去深山老林寻找治
病的草药。

离出发前的一个晚上她跟父母说了自己的决定，母亲当
即表示不同意，说："村子里人生病了我们都很难过，但是你
一个女儿家冒这么大的风险出门采药我们怎么能放心啊！"
商凤早料到母亲会如此说，她便故意装作轻松地说："娘，没
你想的那么危险，我女扮男装出门，而且我已经向老中医打听清楚了那治病的草
药，上了山准能找到。村里患病的人越来越多了，再不吃药恐怕……"说着商凤的
声音哽咽了，母亲见女儿心意已决，便没再阻难，给她准备好了出门的行李。

商凤心情沉重地踏上了寻药之路。经过三天三夜的艰难爬山行走，她终于到
达了高耸入云的山顶，但一路也没采到能治病的药。商凤不仅身体疲惫不堪，而且
心里也很失望、焦急。没办法她就跪在山顶上，双手合掌，祈求道："老天爷，快快
睁开眼睛，可怜可怜商村的老百姓吧！让我早日找到治病的草药吧！"说完，虔诚的
商凤姑娘跪了三天三夜。

当她跪到第四天凌晨的时候，人都快晕过去了，这时突然狂风大作，商凤姑娘
一下子被大风卷到天上去了，她迷迷糊糊地随风飘移，耳边听到呼啸的风声，身子
轻飘飘的好像睡在云端，一会儿就落地了。她站稳脚跟后，四处眺望，只见四周丛

林茂密，云雾缭绕，鸟语花香犹如仙境一般，这时突然有个声音传来："商凤姑娘，这里是峨眉山，你快随我来，我带你去采你在寻找的草药。"

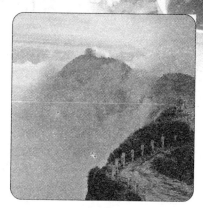

峨眉山

寻声望去，商凤看见一位鹤发童颜、神采奕奕的老仙翁正笑盈盈地朝自己走来。商凤姑娘还没回过神来，那老仙翁又开口了："姑娘你心诚志坚，为救众乡亲，历经千辛万苦上山寻药，又连跪三天三夜，此举实在叫人佩服啊！玉皇大帝很受感动，特派我给你仙药。"说完就从腰间的药袋子里拿出一把仙药草籽，递给商凤姑娘嘱咐道："你把这些仙药草籽带回去，散在地里，第二天便会破土出芽，第三天便会长叶开花，等到第七天时便可挖出它的根煎汤，给村里患病的人喝，便可立即祛除病邪。"商凤姑娘接过仙药草籽叩头致谢，等她抬起头时，老仙翁已经不见踪影了，自己又被一阵狂风转到天空中，霎时又回到了商家村。商凤姑娘按照老仙翁的说法去做，果然大家的病都被治好了。

村里人为了感谢商凤姑娘的勇敢、虔诚，救活了商家村的人，使商家人一代一代繁衍下去，就把这仙药取名为"商接根"，流传中慢慢就变成了"商桔梗"。

桔梗具有宣肺祛痰、下气利咽、消痈排脓的功效。主治咳嗽痰多，咽喉肿痛，失音，胸满胁痛，痢疾腹痛，小便癃闭，肺痈吐脓。

知识延伸

桔梗畏白芨、龙眼、龙胆；忌猪肉。

驱风温经话乌头

【药名】乌头

【药性】辛、苦,热。有大毒。归心、肝、脾、肾经。

【功效】祛风湿,温经止痛。

【产地】主产于四川、云南、陕西、湖南等地。

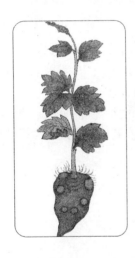

《三国演义》的第七十五回叙述的是"关云长刮骨疗毒"。关云长,又名关公、关羽。当时关公在水淹七军,擒获于禁、斩杀庞德之后,威名传遍四方,但在攻打樊城的时候,却被敌人的五百弓弩手的毒箭射中了右臂,翻身落马,险些丧命,幸亏关平杀进重围,救出了他。回到营寨之后,大家替关公拔出毒箭,顿时血流不止,上药包扎后,仍不见好转。

这时候很多将士都过来探问,大家看到关公的手臂又红又肿,都不能移动了,便纷纷劝他暂时班师回朝调理一段时间,关公听了大怒:"这樊城我这次是一定要攻打下来的,不拔去这个后患,就难以前进,剿灭曹操那老贼就遥遥无期了。怎么能因为这点小伤而耽误了大事? 你们是不是故意过来扰乱军心的啊?"众将士听关公这样说,都没敢再提休息养伤之类的话了。

关公每天仍坚持商讨攻城的事情,但手臂的伤势越来越严重了。大家见关公不肯退兵,而且担心他的伤势,就背着他暗中四处寻访名医。有一天,名医华佗听到了这个消息,他一直都很敬佩关公,于是便从江东驾着小舟来到了关公的营寨。

当华佗进入关公的营帐时,他正在和马良下棋。经过简单的介绍之后,华佗便替关公检查起伤口来,华佗检查完后神情凝重地说:"将军中的是乌头之毒,本应该在拔出毒箭之后就用药,可是现在拖太久了,乌头的毒性已经渗入到骨头了,如果再不治疗,只怕这只手就没用了。"旁边的人都在庆幸及时请到大夫了,关公还是比较镇定地问道:"那现在应该怎么治?"

华佗看了关公一眼说道:"办法倒不是没有,只是我担心将军会害怕。"关公大笑道:"我行军打仗这么多年,还没遇到令我惧怕的事。"华佗说:"请将军找个安静的地方,立一根大柱子,在柱子上吊个大铁环。你把手臂放在环中,我会用绳子绑住你的手,然后蒙上你的头,再用尖锐的刀划开你的皮肉,直到骨头露出来,刮去毒药,把药敷上去,再用线把伤口缝合好,过一段时间自然就会好了。就怕你害怕。"其他人听得毛骨悚然,而关公捋了一下胡子说道:"我看什么木桩、铁环就都不用了,直接刮就行。"说完便吩咐手下设酒宴款待华佗。

关公喝完几杯酒之后,一边与马良下棋,一边命华佗开始刮骨。华佗另外再叫了个人捧着一个大盘放在关公的手臂之下接血,便取了刀,开始刮

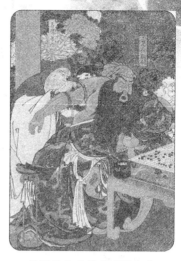

神医华佗为关公刮骨疗毒

骨。他很熟练地将关公的皮肉割开了,直到露出骨头,发现骨头已经变颜色了。于是,赶紧用刀顺着中毒了的地方小心地刮了起来,刀刮骨头的声音都传到营帐外面去了,帐内、帐外的人都吓得大气不敢出一声。不一会儿,血流了大半盆,华佗刮完了,替关公上好药,缝上线。关公当即要以重金酬谢华佗。华佗忙说:"将军是天下人所敬仰的义士,我所做的是应该的,不用钱。"说完,留下一些药膏就离去了。

乌头:祛风除湿、温经止痛的功效,一主治风寒湿痹、关节疼痛、心腹冷痛、寒病作痛等,需炮制后方可内服。生乌头酊外用能刺激皮肤,用作止痛剂。

知识延伸

乌头有大毒,内服应制用,禁生用。如赤丸方用炮乌头,乌头煎方强调应"熬,去皮"用。炮、熬即焙烤烘干之意。

回阳救逆数附子

【药名】附子
【药性】辛、甘，大热。有毒。归心、肾、脾经。
【功效】回阳救逆，补火助阳，散寒止痛。
【产地】主产于四川、湖北、湖南等地。

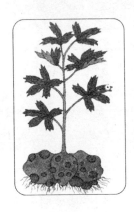

相传在五百多年前，湖北蕲州城外十公里处有个刘家村，村里有一家姓赵的父子俩，靠采药为生。

一天吃过晚饭后，赵老汉去邻居家串门子，儿子小赵携了个包裹出门了。没过多久，赵老汉因为不太舒服就回家，发现儿子不在，以为他出去找朋友了。隐隐地一阵胸腹胀痛又来了，赵老汉打算用自己家的草药煎点药汤喝，等他去拿草药的时候发现储存的一部分药不见了，恰好这个时候儿子回来了，赵老汉劈头就问："你跑哪里去了？家里没个人，药不见了都不知道。"

其实，那些药不是被人偷走了，而是小赵拿去给隔壁村的一位生病的孤寡老人了，在回来的路上小赵还在寻思怎么跟父亲讲这件事，现在见父亲发如此大的火自己更不敢跟他讲实话了，小赵安慰父亲道："药丢了也找不回来了，不要紧，我明天再去采一些。"赵老汉一听这话，一股莫名的怒火涌上心头："你这是说的什么话，那药又不是从天上掉下来的，那可是我们辛辛苦苦地从野外采回来的，难道你就一点也不心疼？"小赵见父亲气挺大的，自己也不敢多说，就闷着气出去了。

天快黑了，小赵在村口的路边徘徊着，他不想回家，也不知道自己要去哪里。忽然，一个关切的声音在耳边响起："这位小兄弟，看你脸色不怎么好，是不是遇到什么麻烦了？"小赵寻声望去，只见一位很慈祥的老人，旁边还跟着一个背着药囊的青衣小童。这时，小赵就犹如一个落水者被救似的，既激动又委屈地对那长者说："邻村的阿公无儿无女，生病在家，我把家里的药拿了一些给他送过去，父亲回家发现药不见了，也没问怎么回事，就发了一顿脾气，还责怪于我，我觉得很郁闷就出来透透气。"

长者听完小赵的诉说，笑着说："原来是这样，你送药给阿公并没有错，可见你是个很有孝心的孩子，但是送药之前没跟自己的父亲商量就是你的不对了。"其实小赵本来就没有太生父亲的气，只是觉得有些委屈，听长者这样一说，心中的一团乌云就消散了。"那我现在就回家，跟父亲说明白。""可以，我和你一起去吧！老人和老人容易沟通些。"长者善意地建议道。"谢谢老人家！"

没过多久，小赵便带着那位长者及小童回到了家中。他看见父亲侧身躺在床上发出痛苦的呻吟声，赶紧上前去，"爹，你怎么了？""还不是被你气成这样的。"看来赵老汉还没消气。小赵此时也不想再惹父亲生气，只是缄口不言。

那长者轻轻地坐在床沿说："老人家，我是个郎中，让我给你瞧瞧这病吧！"长者把了把脉说："你这病不碍事，我给你开些药吃两天就能好的。其实啊！您真不该生您儿子的气，他把药给邻村生病无人照顾的阿公是做了件好事。您老已经教训过小赵了，就算了吧！以免因小事而伤了父子之间的感情。"赵老汉得知事情的真相后，原谅了儿子。

长者命身边青衣小童从药囊内取出笔、纸，提笔书写药方，开的是：人参、白术、附子、甘草……"附子和气汤"。后经多方打听才知那位长者就是撰写《本草纲目》的名医李时珍，赵氏父子深深地感激这位老人，后来无论谁患了胸腹胀痛之症，便给他用"附子和气汤"这方子。

附子为毛茛科多年生草本植物乌头的子根。因其附生于母根乌头之上，如子附母，因名附子。附子能上助心阳、中温脾阳、下补肾阳，为"回阳救逆第一品药"，具有回阳救逆、补火助阳、蒡寒除湿、止痛的功效。内服宜制用，外用多生用。服药时不宜饮酒，不宜以白酒为引。

知识延伸

附子乃中药"四大主药"之一，明朝张景岳将此四药，即人参、熟地黄、大黄、附子称为"药中四维"。此"药中四维"为保命全角之药而当仁不让。

疮家圣药数连翘

【药名】连翘

【药性】苦，微寒。归肺、心、小肠经。

【功效】清热解毒，消肿散结，疏散风热。

【产地】产于中国东北、华北、长江流域至云南。

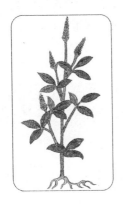

相传，吕梁山下有位姓廉的老中医，有个儿子叫廉哥。太行山下有个姓乔的老中医，有个女儿叫乔妹。两位老人在一起行医卖药，因为志趣相投，便成了很好的朋友。廉哥和乔妹也在父辈的影响下，慢慢产生了爱情。

日子一天天地过去，两位老人见两个孩子年龄也不小了，于是就商量着挑个好日子让两个孩子成亲。就在选好日子不久后的一天，突然有一群穷凶极恶的人，成群结队地骑着马闯进了村子，他们四处乱喊："有谁会看病给我出来。"大家都不明白到底发生了什么事，都只顾匆匆地躲进家门。"大哥，你家的院子里晒着草药，屋里肯定有人会看病。"

马队里有个声音传出来，这时只见大批人马在一个长着三角眼的人的带领下都朝乔妹家奔去。一行人马冲进院子，唤出乔氏父女，"三角眼"对着乔老先生说："你是大夫吧？我大哥是山上天星寨的寨主，他得了很严重的病，你准备一下，马上跟我上山为我大哥治病。"

乔老先生听了大吃一惊，那天星寨平时做尽伤天害理的事，自己怎么能去给他们的人看病呢？于是乔老先生不卑不亢地对那个人说："我只是个采药的药农，哪里懂得看病治人？"

"三角眼"一听急了："那这村子里谁会看病？你说！如果说不出来，你就跟我回去。""村子里没有会看病的，大家平时得了病都是随便吃点草药，能好就好，不能好就只能认命了，谁叫我们都是穷人啊！"乔老先生想骗那群人。"三角眼"听乔老先生如此说半信半疑，突然他看见一直站在老先生身后的乔妹，见她长得漂亮，便想把她带回山去，于是他吩咐手下把乔氏父女一起带回去了。

　　廉哥白天进城卖药去了,回来后得知白天所发生的一切后,他决定上山救出乔氏父女。第二天晚上,廉哥就混进了山寨,他带着准备好的掺有蒙汗药的酒,来到了关押乔妹的牢前,诱惑看牢门的山贼喝了那酒,没一会儿他们便像死猪一样东倒西歪地躺在地上。廉哥救出了乔妹,乔妹一见到廉哥就大哭起来。

　　原来乔老先生因为不给寨主看病昨天就被他们打死了,廉哥听到乔老先生死了,恨得咬牙切齿。一不做二不休,廉哥一把火把山寨给烧了,趁着混乱偷了他们的马,跑出了山寨。没过多久就听见后面传来了人喊马嘶的追赶声,廉哥和乔妹鞭打着马儿,跑啊跑啊,跑了很远,突然眼前出现了一座险峻的大山。由于从小就跟着父亲上山采药,两个爬山能手飞快地爬过了山顶,而那群山贼却对此无计可施,只好放了一阵乱箭收兵了事。

　　廉哥和乔妹翻过山顶,从山的另一头下来了。不久他们便和廉老先生见面了,从此在一个没有人知道的地方过着他们的日子。就在廉哥和乔妹逃命的那座山上,留下他们足迹的地方都长着开黄色小花的药苗,人们都说是廉哥和乔妹变的,取名为"廉乔"。后来因为它的果实像莲房,翘出众草,所以叫成"连翘"。

　　连翘是中国临床常用传统中药之一。全世界有11个大品种,大多源自中国,有些源自朝鲜和日本,源自于欧洲南部的只有一种。连翘既能清心火,解疮毒,又能散气血凝聚,兼有消痈散结之功,故有"疮家圣药"之称。

知识延伸

　　银花与连翘均有良好的清热解毒作用,既能透热达表,又能清理热、解疮毒,故在临床上两药经常同用。但银花尚能凉血止痢;连翘又能清心热,散结消瘰。

虎守杏林话杏仁

【药名】杏仁
【药性】苦，微温。有小毒。归肺、大肠经。
【功效】止咳平喘，润肠通便。
【产地】主产于中国东北、内蒙古、华北、西北、新疆及长江流域。

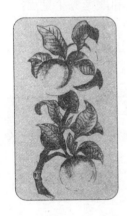

三国时期有位名医叫董奉，与三国时南阳的张仲景、谯郡的华佗齐名，并称"建安三神医"。董奉住在山里不种田，天天给人治病却分文不取。但是，他有一个要求，经他治好的重病患者，要种五棵杏树，病轻的，则种一棵。许多年后，他治愈了成千上万的病人，种下的杏树达到了十万多株，郁然成林。

一天，董奉回家途中遇茅草丛中卧着一只老虎。仔细地看了看，发现那只老虎没有了吃人的凶相，只是一动也不动，抬头张嘴，大声喘气，流着泪，表情很痛苦的样子，像是生了重病，求自己给它治病。董奉仔细看了老虎说："明天此时你来此等候，我给你治病。"老虎点头走了。第二天董奉把两个铁环戴在胳膊上，叫老虎张口，铁环用来防虎咬。他用手掏出老虎喉咙里的骨头，治愈了老虎的病，后来老虎为了报恩，就为董奉守卫杏林。

每到杏子熟时，董奉就在杏林里盖一间仓房，并告诉人们："想买杏子的，只管拿一罐谷物倒进仓房，然后装一罐杏子走，不用通知他。"常常有人用很少的谷物换取更多的杏，这时杏林里的一群老虎就会吼叫着追过来，由于惊吓，这些贪心的人就急忙逃命，罐里的杏子因此会掉出不少。到家时一量，剩下的杏子总是正好和送去的谷物一样多。

对偷杏的人，老虎就一直追到偷杏子人的家中把他咬死，死者家的人知道一定是偷了杏，就原封不动地把杏子奉还给董奉，并磕头谢罪，董奉就让死者复活。董奉每年把卖杏换来的粮食全部用来赈救贫困的人和在外赶路盘缠不够的人，一年就有两万斛粮食被送了出去。这就是"虎守杏林"的历史典故。

董奉为什么要让病人种杏树呢？不仅因为杏子是一种美味可口的夏令果品，更重要的是杏仁、杏叶、杏花、杏枝、杏树皮、杏根均可入药。特别是杏仁，它是一味常用的祛痰止咳、平喘润肺的中药。

董奉治病分文不取，只要求病家种杏树以示报答，并以卖杏所得之谷赈济贫穷的事迹，为后世所敬仰，并流传至今。故后人以"杏林春暖"、"誉满杏林"称颂良医美德。"杏林"成为我国古代对医界的颂称，直到今天江西九江董奉原来行医的地方仍有杏林。

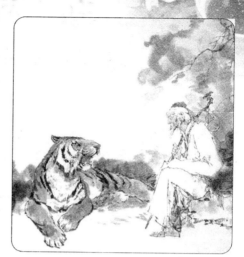

虎守杏林图

杏仁味苦能降且兼疏利开通之性，降肺气之中兼有宣肺之功而达止咳平喘，为治咳喘之要药。其含油脂而质润，味苦而下气，故能润肠通便，用于肠燥便秘。

知识延伸

过量服用苦杏仁，会发生中毒，出现眩晕、心悸、头疼、恶心呕吐、昏迷等危重症状。中毒者，内服杏树皮或杏树根煎剂可解毒。

181

破血逐瘀话水蛭

【药名】水蛭
【药性】咸、苦,平。有小毒。归肝经。
【功效】破血通经,逐瘀消征。
【产地】中国大部分地区均有出产,多属野生。秋、夏季捕捉。

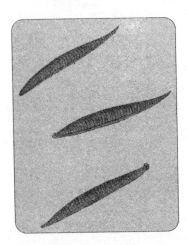

隋唐时期,有位名医叫孙思邈。他幼年体弱多病,为了看病家里的钱财几乎耗尽。但他自幼聪明过人,日诵千言,西魏大将独孤信赞其为"圣童"。长大后,他通晓诸子百家,博涉经史学术,兼通佛典。由于幼年多病,他十八岁立志学医,二十岁即为乡邻治病。孙思邈一生淡泊名利,多次推却做官召请,周宣帝时,征召他为国子博士,唐太宗欲授予爵位,唐高宗欲拜谏议大夫,却固辞不受,一心致力于医学,专为贫苦百姓医治疾病。

一天,孙思邈进城办事。由于赶了几天的路,到了长安城后便找了家客栈休息。正当他准备休息时,忽然听见窗外传来一阵喧闹嘈杂声,只见一群人拥着一个大汉朝前急匆匆地赶,路人都快速地给他们让路,那大汉用左手捂着自己的左眼。孙思邈发觉那大汉表情异常痛苦,据他看病多年的经验,他断定那大汉一定伤了眼睛,而且急需治疗。于是,他急忙下了楼。

等他下来后发现那群人已经拥着那大汉进了一家医馆,医馆里此时已经围了一圈的人。孙思邈挤进人群中看到刚刚用手捂着眼睛的大汉正躺在医馆的床上,他的左眼被人打得像个熟透了的红桃,充满了瘀血,由于疼痛他不停地喊着,那喊声听得叫人心寒。医馆的医生正在焦急地商量对策,大家一致认为这种情况应该用针挑或小刀割破放血,要不然瘀血长时间聚集在眼睛里会导致失明的。但是医馆里的几位大夫没有谁敢去给那大汉"动手术",因为大家心里都明白,他的眼睛已经肿得那么厉害稍有不小心就有可能划伤眼珠,这责任谁都承担不起。

那大汉见进来许久，大夫只是看了，也不见有个人给医治，更加心急了，痛苦地哀求道："求你们赶紧给我治治吧！"这时，孙思邈走近仔细看了看，沉思了片刻，对那大汉说："你这病我能治。你再等我几分钟，我去取样东西过来。"话一说完转身就走了。

在场的所有人，没有谁认识孙思邈，大家都在相互打听这人是谁。没过一会儿，孙思邈就回来了，手里捧着个瓷碗，等他走近了，大家发现那碗里盛着一碗水，水里有一只水蛭，大家都很奇怪。只见他把那条水蛭在碗里洗干净，然后放到大汉充满瘀血的眼睛上，水蛭便愉快地吸起瘀血来，没一会儿工夫水蛭就变得又粗又大，而大汉眼部的血肿却越来越小，最后血肿完全消失了。孙思邈熟练地抓起水蛭，用清水为大汉洗净患处，又叫医馆的人给他敷上消肿的草药。

在场的人无不称奇，那大汉连连谢过孙思邈。原来，孙思邈看见那人的眼睛血瘀得厉害，见不能用针挑或小刀割破，于是想到自己经过客栈后院时，看见后院的庭池里有几只水蛭在游，便想到水蛭可以吸血。此后，孙思邈巧用水蛭治疗血瘀症的妙法就流传下来了。

水蛭咸苦入血分，功擅破血逐瘀，其力峻效宏，用于症瘕积聚、血瘀经闭及跌打损伤等。

知识延伸

古代把水蛭的局部吸血疗法叫做"蟥针法"。近年来外科医生将活水蛭用于断指和耳朵再植等手术后，促进血液循环，清除瘀血，大大提高了再植手术的成功率。因为水蛭在人体吸血时，能释放出一种麻醉剂，使吸血的物件毫无刺激感；同时它又向血管中注入具有抗凝血作用的水蛭素，使血液不在伤口处凝固；并且水蛭还能分泌一种防腐剂，使伤口不致感染发炎。

清肝散郁夏枯草

【药名】夏枯草
【药性】辛、苦，寒。归肝、胆经。
【功效】清热泻火，明目，散结消肿。
【产地】中国各地均产，主产于江苏、浙江、安徽，河南等地。

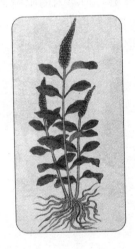

从前有个年轻的秀才，由于父亲过世得早，从小与母亲相依为命的他很孝顺。谁知天有不测风云，有一天年迈的母亲得了瘰疬，脖子又肿又粗，有些溃破的地方一直在往外流脓水。看遍当地的医生都没能治好，急得秀才寝食难安。

就在秀才一筹莫展之时，有个从外地来的卖药郎中看到了生病的老人家很是同情，他对秀才说："你老母亲的病怎么耽误成这样了？再不把握时间治疗，会危及性命的。"秀才听郎中如此说，急得差点哭起来了，用哀求的口吻对郎中说道："本地能看的医生我们都已经看过了，大家都束手无策，不知先生有没有办法救救老母？"

"我倒是知道有一种草药可以治疗这种疾病，只是不知道附近的山头上有没有？"郎中考虑了一会儿接着说："不如你和我一起上山看看。"秀才见郎中如此相助，感激万分。

秀才和郎中两人一前一后地上山了。幸运的是，在那块小山头上，郎中寻到了他所需要的草药——一些带紫色花穗的野草。下山回到家中后，郎中叫秀才剪下花穗，用它煎药，秀才的母亲一连喝了几天的药后便痊愈了，全家人都很高兴。得知郎中来此地是准备进山采药的，老太太便殷勤地留郎中在自己家做客，郎中也不推却，正好有个落脚的地方，免得在外面风餐露宿。就这样，郎中便在秀才家住下了。白天，他进山采药；晚上，他研究医书。渐渐地，秀才对医药也产生了兴趣。还不时地和郎中讨论些治病救人的方法。

夏天又一次来临了，山里的草药郎中采得差不多了，他准备离开了，临走前郎中对老太太说："您看我在这住了这么久，给您添了不少麻烦，算算账我该给您多少钱啊?"老太太真诚地说道:"先生何必如此计较呢!你曾经救过我的命,这点粗茶淡饭算得了什么!"郎中想,治病救人本来就是我的职责,吃饭就应该给钱,但见老太太如此诚恳,如果自己再坚持下去反而显得见外了,于是对秀才说:"这样吧!我教你认识一种专治瘰疬的药草,下次如果有谁得了这病你就用它治,功效很好的。"

秀才想到母亲患病的那段日子里自己的煎熬与痛苦,觉得有必要认识那草药。于是,他们便一同上山了。一路上秀才和郎中聊得很开心,到了山上后,郎中找到了治瘰疬的药草,指着那些草对秀才说:"这种草叶子是圆形的,带紫色的花穗,十分容易辨识。但你要记住,夏天一过完这种草便没了,所以一定要趁盛夏的时候采收。"秀才见满山遍野都是,也没在意郎中的话。

郎中离开后的两个多月正值夏末秋初时,县官张榜求医为母亲治疗瘰疬。秀才得知后揭了榜,向县官夸下海口自己一定有办法医治好老夫人。于是,县官派了些官差跟随秀才一同上山采药。可是翻遍了整个山头就是不见那些带紫色花穗药草的踪影,这下秀才着急了,不停地向官差解释自己曾经见过那些草药,官差哪听得进他的话,把秀才押回衙门,交给县老爷处置。正为母亲的病担忧的县官简直气得不行,当场打了秀才五十大板。

不仅没捞到好处反而遭了顿打,秀才越想越委屈。他把郎中临走前说过的话前前后后仔仔细细地想了一遍,猛然记起"这草药只在夏天才有。"挨板子也只能怪自己粗心大意。为了记住这个教训,秀才就把这草叫做"夏枯草"了。

夏枯草具有清肝泻火、解郁散结、消肿解毒的功效。主治头痛眩晕,烦热耳鸣,目赤羞明,目珠疼痛,胁肋胀痛,瘰疬瘿瘤,乳痈,疖腮,疔肿,肝炎。

知识延伸

夏枯草为清肝火、散郁结的要药,它所主治的大多是肝经的病症。本品配以菊花、决明子,可清肝明目,治目赤肿痛,配以石决明、钩藤,可平降肝阳,治头痛、头晕;配以玄参、贝母、牡蛎等品,可软坚散结,治瘰历结核。

以毒攻毒话白矾

【药名】白矾

【药性】酸、涩，寒。归肺、脾、肝、大肠经。

【功效】外用解毒杀虫，燥湿止痒；内服止血止泻，化痰。

【产地】主产于安徽、浙江、山西、湖北等地。

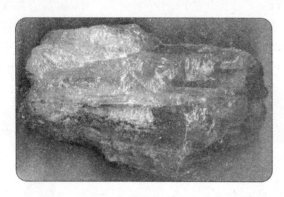

从前，在山东莱州有户姓刘的人家，他们家的孩子安成从一出生身体就不是很好，体质很差，一不留神就会生病。家里人为孩子看病的事，不知操了多少心，花了多少钱。

有一天，孩子的母亲带着孩子到山上的庙里烧香拜佛，以求平安。从寺里出来的时候，碰见了方丈大师，因为母亲是个虔诚的佛教徒，经常上山，和方丈已经比较熟悉了。方丈看着孩子说："这就是你常跟我提起的小公子吧！长得眉清目秀的，很不错啊！"提到孩子，夫人习惯性地又想起孩子弱不禁风的身体，说道："这孩子很听话，什么都好，就是身体太差了。"方丈又仔细端详了一番孩子，说："我看你就把这孩子放在寺里，跟我生活几年，一来我也懂得些医术，二来寺里每天都有锻炼活动。我保证几年之后还你一个健健康康的孩子。"夫人听方丈这样说甚是高兴，觉得方丈的提议很好。于是，下山跟家人商量了一下，大家一致同意。第二天，夫人就把孩子送上山了。从此以后，安成就成了寺里的俗家弟子。

经过十年的寺庙生活加上方丈的精心治疗，安成再也不是从前那副弱不禁风的模样了，身体很健康。在他准备下山回家，告别方丈的时候，方丈说："我们一起生活了十年，这份缘分实属不易啊！我没什么值钱的东西送给你，就把这本跟随我多年的医书《海上方》给你留做纪念吧！书里有很多治病救人的好方法，你回去潜心研究研究吧！"安成叩头谢过师父之后，便还俗回家了。

　　在山里安成经常随和尚们上山采药,已经认识很多药草了,加上他对医药很感兴趣,不久之后,便能行医看病了。方丈赠给他的《海上方》给了他很大的帮助,尤其是里面解砒霜之毒的药方,更是效验如神。

　　安成的朋友中有位姓戚的年轻人,他见安成有那么好的解毒之方,便想从他那要。他跟安成多次提过这个想法,但每次都遭到拒绝。戚某心中一直耿耿于怀。一天,戚某置办酒宴邀请安成,说感谢他给家人治好了病。吃完饭后,戚某突然关上门,对安成说:"你已经中了砒霜的毒,快把解毒的方子告诉我!"安成刚开始不信,以为戚某在和自己开玩笑,可是没过一会儿肚子就开始痛了,安成只好说:"你怎么能拿生命开玩笑啊!快点拿三钱白矾过来。"戚某一听心中大喜,原来效果如神的解毒之方就是一味简单的白矾啊!戚某怕出人命,立刻给安成取来了白矾,用水调好服下,立即解了砒霜的毒。

　　其实,戚某也没有别的意图,他只是觉得这么好的解毒方法应该公开让大家都知道,那样的话中毒了就能实时抢救。于是,他便把"白矾解砒霜之毒"写在榜纸上,张贴在四通八达的路口,以便让所有的人都知道。

　　白矾外用能解毒杀虫,收湿止痒,用于湿疹、湿疮、疥癣;内服止血止泻,祛除风痰,用于便血、崩漏及创伤出血。

知识延伸

　　白矾本身为有毒中药,大量内服后刺激胃黏膜可引起出血性胃炎,严重时危及生命。一般在发现中毒后立即用高锰酸钾洗胃,口服牛奶或蛋清;静脉给以葡萄糖盐水溶液,以稀释毒素,促进毒素的排泄。

攻毒拔毒话蟾酥

【药名】蟾酥

【药性】辛，温。有毒。归心经。

【功效】解毒，止痛。

【产地】主产于河北、山东、四川、湖南、江苏、浙江等地。多为野生品种。

传说东汉末年有个农夫，因为患了"疤骨流痰"症，看了不少郎中都说治不好。正值饥荒之年，农夫想他这病反正已经无药可医了，早晚必死无疑，于是他便每天早出晚归地到田里干活，以减食节粮，让妻子和孩子能有口饭吃。

一天，他下田耕作，已经到中午的时间了，他饥肠辘辘，困乏无力，就在田里睡了一个时辰。当他醒来时，发现不远处有一只癞蛤蟆（学名蟾蜍），癞头癞脑，浑身疙瘩，正静静地蹲在那里闭目养神。突然，从草丛中窜出一条毒蛇围住了它，只见那只癞蛤蟆左右动弹不得，干瞪着大眼睛，肚子里鼓着气着急。不一会儿，便被那条毒蛇紧紧地盘住了。

农夫静静地看着这一切，他想这只可怜的癞蛤蟆就要成为毒蛇的午餐了。过了好长时间，癞蛤蟆被毒蛇盘得一丝一毫都动弹不得。眼看这只癞蛤蟆就要性命不保了，奇怪的事情却发生了——凶残的毒蛇竟然死去了，癞蛤蟆却好好地活着。农夫想："这真是神奇了，癞蛤蟆一定比毒蛇更毒。如果我吃了它，估计很快就能死去，就不用连累妻子和孩子了。"于是，他便上前去猛然一伸手把它抓住，生吞活剥地吃了起来，刚吃到半只，一股腥臭味使他吐了，再也吃不下去了。过了一会儿，农夫便感觉口唇发麻，精神恍惚，渐渐昏睡过去。直到太阳落山，家人才找到已经奄奄一息的他，抬回家中。

回到家中时，农夫已经不省人事了，呼吸几乎感觉不到了，全家人痛哭流涕，准备为他办后事。谁知农夫就这样在家里躺了两天，奇迹般地苏醒了。后来发现自己腰间的"流痰"少了，疼痛也减轻了，全家又转悲为喜。正在这时，他听说附近村子里又死了一个青年，在那个饥荒的年代死人是件再正常不过的事了，据说那个青年也是因为家中没有口粮了，已经饿了好多天了，最后饿得支撑不住了就抓了三只癞蛤蟆吃了，第二天人们发现他的时候已经全身冰凉了。

听到这些后农夫大吃了一惊,自己也是吃了癞蛤蟆差点送了命,但最后非但没有死掉,身上的病也逐渐地好了,那条毒蛇和那个青年却死掉了。"这可能是癞蛤蟆身上有毒,也许少量可以治流痰,多了可能毒死人。"农夫心想。于是他就在自己身上试验,每天少量的吃一点,果然一段时间后,伤痛就完全止住了,不久就完全恢复了。最后经过长时间的观察,他发现在癞蛤蟆的头上,长着一对耳后腺,能分泌出一种毒浆,用它治疗痈疽疔疮等症,可获得奇效。

后来,医生们称那些毒素为"蟾酥"。

本品为较常用中药,原名蟾蜍眉脂,始见于《药性本草》,日华子称之为蟾蜍眉酥,至《本草衍义》始有蟾酥之名。蟾酥是珍贵的中药材,内含多种生物成分,有解毒、消肿、止痛、强心利尿、抗癌、麻醉、抗辐射等功效,可治疗心力衰竭、口腔炎、咽喉炎、咽喉肿痛、皮肤癌等。目前德国已将蟾酥制剂用于临床治疗冠心病,日本以蟾酥为原料生产"救生丹"。中国著名的六神丸、梅花点舌丹、一粒牙痛丸、心宝、华蟾素注射液等50余种中成药中都有蟾酥成分。

知识延伸

蟾酥轻度中毒者,可用生甘草适量咀嚼吞汁,再用新鲜生姜汁、红糖适量冲水服,大量饮浓茶水;蟾酥误入眼中,可先用大量冷开水冲洗,再用紫草汁洗涤、点眼。

消肿利咽山豆根

【药名】山豆根
【药性】苦,寒。有毒。归肺、胃经。
【功效】清热解毒,利咽消肿。
【产地】主产于广西、广东、江西、贵州等地。

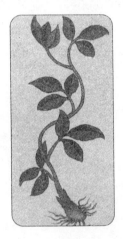

相传从前有一个很小很小的国家,这个国家不仅土地面积小,人口也特别稀少,但他们国家的人都很聪明。他们之所以很聪明,是因为他们人少力薄,常常需要用智慧去保护自己不受到大国的欺压。而且,他们有一位很有才华与抱负的皇帝,这个好皇帝什么都以身作则,处处严格要求自己,以便臣子、百姓效仿。他有很多好的提议,如积极鼓励臣民出去学习别国文化以及先进技术,回来更好地服务于自己的国家。他还倡导一夫一妻制,得到了大家的广泛支持。好皇帝只有一个妻子,就是皇后。皇后漂亮贤惠,也很受大家爱戴。

有一次,皇后患病了,上火引发口腔溃疡,吃了药,以为很快会康复,结果溃疡好了,咽喉又开始肿痛了,几天之后便化脓了,正常的饮食喝水都很困难,这使皇后痛苦不已。国王十分心疼自己的妻子,他把全体医馆的医生召集起来,商讨如何治疗皇后的喉肿。大家一致认为,应该用针刀切开痈肿,使它溃破,以便排脓。但皇后一听要用针刀,非常害怕,任凭大家怎么劝说都不肯接受治疗。皇帝觉得很奇怪,一直都很识大体的皇后这一次为何一反常态,变得像个不听话的孩子似的。后来皇帝只好张榜通告全天下,如果谁有办法治好皇后的病,便重重有赏。

皇榜贴出不久之后,便有人揭榜了,揭榜的是一位名不见经传的民间散医。散医说:"我一不用针,二不用刀,只要用笔头蘸药涂到喉痈上,即可使痈肿溃破。皇后再服用我开的药就会好的。"大家听了觉得很神奇,心里想他那涂到毛笔上的到底是什么灵丹妙药,只需一点就能化破喉痈。皇后见不用针刀,只是毛笔,便放心叫那散医治疗了。

果然,只见散医从药袋里拿出自己带来的毛笔和药水,叫皇后张开嘴,轻轻一点,喉痈便溃破流脓,散医开了七天的药,让皇后每天煎服两次,连服七天便会好。

七天之后,皇后的喉部不痛不痒,而且还能进食了。皇帝很高兴,要重重奖赏散医,问他要什么。散医说:"我既不要钱财也不要名利,看病救人是我的职责而已!"大家都很敬佩散医的人品。皇上又突然问道:"你那治病的秘方能否说出来让大家都相互学习学习?"散医听了笑着说道:"哪有什么秘方,我只不过把针刀藏到了笔芯中,消除了皇后的恐惧心理,再给皇后开一味山豆根,也没用什么贵重罕见药材。"国王听了,连夸散医聪明,并叫人把这件事传播到全国,以便大家从中学习。

山豆根大苦大寒,功能清热解毒,利咽消肿,为治疗咽喉肿痛的要药,用于热毒蕴结,咽喉肿痛。对胃火上炎引起的牙龈肿痛、口舌生疮等症也可应用;此外,本品还可用于湿热黄疸、肺热咳嗽、痈肿疮毒等症。

知识延伸

广豆根与北豆根在临床上应注意区别使用。二者皆有清热解毒、消肿止痛之功效,均可用于咽痛、牙痛、喘渴热症。但广豆根主要起抗癌作用,多用于肿瘤的治疗;北豆根主要起降压和抗心律失常的作用。

消滞驱虫话槟榔

【药名】槟榔
【药性】苦、辛，温。归胃、大肠经。
【功效】杀虫消积，行气，利水截疟。
【产地】主产于海南、福建、云南、广西、台湾等地。

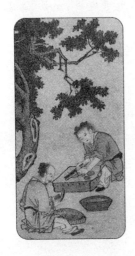

　　相传很久以前，在五指山下有一个黎寨，寨子里的人白天进山劳作，晚上闭门休息，只有大的节日人们才会举办活动。寨里的生活很封闭，有好多人从出世到终老都没有踏出过寨子。

　　善良漂亮的佰廖姑娘就住在这个小寨子里。她的容貌让山里的花朵失去了颜色，她的歌喉让林中的百灵鸟自叹不如，寨子里没成亲的小伙子都很爱慕佰廖姑娘，想娶她为妻，可是佰廖姑娘还没有碰到自己喜欢的人。她从小就没了爹，是母亲一个人辛苦地把她拉扯大的。佰廖深知母亲的不易，所以从小就很孝顺母亲。

　　突然有一天，佰廖的母亲得了重病，经过诊治，寨子里的医生说这种病只有用生长在五指山上的槟榔才能治得好。这下把佰廖给急坏了，"五指山"只在她小时候听的故事里出现过，听老人们说，在很久以前他们的祖辈中有一个人曾经也是为治母亲的病而去了一次五指山，回来后跟大家讲五指山峰峦起伏，呈锯齿状，像五根手指，到处都是悬崖绝壁，如神工鬼斧，山里遍布原始森林，层层叠叠，逶迤不尽。更可怕的是，山上还有许多吃人野兽出没。在那人之后，寨子里再也没有人去过那传说中的五指山。眼看着母亲的病一天比一天严重，可怜的佰廖整日整夜地替母亲担忧着，终于她想到了一个救母亲的好办法。她在村子里贴了张告示说："我与母亲相依为命多年，母亲含辛茹苦的把我带大实属不易。现在母亲身患疾病，性命堪忧。作为女儿的我却无能为力，我决定寻找能去五指山为母亲采回槟榔的人，如若谁能挺身而出，我将嫁给他。"

告示贴了出去佰廖焦急地等待着回音。大家看到这告示议论纷纷,似乎所有的人都被五指山的恐怖所震慑住了,没有谁敢伸手去揭那张告示,更不用说平日里那些花言巧语的后生。佰廖看到这样的情况,心中的一线希望之火顿时被浇灭了。

就在佰廖暗自神伤的时候,有一个叫阿果的青年猎手揭下了告示,勇敢的他也一直默默喜欢着佰廖,他对佰廖说:"你不要太担心了,我愿意为你母亲去一趟五指山,请你等我回来!"佰廖深情地看着阿果说:"谢谢,我会等你回来的。"就在那一瞬间,佰廖已经喜欢上了这个无畏的年轻人。阿果向寨里的老人打听清楚去五指山的路线后,回家告别父母,带上干粮和弓箭,便义无反顾的踏上了去五指山的征途。为了尽快赶到五指山,不畏艰辛的阿果日夜兼程,脚上的鞋磨破了都无暇顾及,终于历经几天几夜的跋涉他到达了五指山脚下。阿果仔细环山观察了一番,发现五指山高耸入云,峭壁丛生,体力已经严重透支的他决定先在山脚下露宿一晚,调整好状态再上山。

第二天天刚微微亮,阿果便起来找来山藤和树勾,向五指山的顶峰攀登。山很陡峭,一不留神就有跌下去的可能,阿果借助着山藤和树勾一步一步稳稳地往上挪动着,粗糙山藤勒破了他的手,他坚持着;锋利的山石划破了他的膝盖,他坚持着。终于他到达了高耸入云的山顶。经过一番寻找阿果发现了那棵槟榔树。看着那些挂满枝头沉甸甸的槟榔果子,阿果满心欢喜,准备上前去采摘,谁知就在此时,一条张开血盆大口的巨蟒突然从树后窜了出来,向毫无准备的阿果扑了过来。反应灵敏的阿果急忙躲闪到一边,左手搭弓,右手拿箭,瞄准巨蟒的眼睛,用尽全身的力气向它射了过去。巨蟒中箭了,痛得直在地上折腾,阿果趁机拿出大刀,砍向巨蟒将它杀死了。

勇敢的阿果历经千辛万苦,终于顺利采摘到了佰廖急需的槟榔果,他急忙返回到寨子里。看着那红灿灿的槟榔果,佰廖开心地笑了。佰廖的母亲喝了槟榔煎的药后,不久就痊愈了,阿果和佰廖也过上了幸福快乐的日子。

槟榔有杀虫、破积、下气、行水的功效,是中国名贵的四大南药(槟榔、益智仁、砂仁、巴戟天)之一。主治虫积、食积、气滞、痢疾、驱蛔,外治青光眼,嚼食起兴奋作用。在酒醉后嚼食槟榔,可以使醉意很快消失;当饥饿时嚼食槟榔,很快会感到气力倍增;在吃饱饭后嚼食槟榔,能够帮助饮食消化,不会造成积食。

攻毒杀虫话砒霜

【药名】砒霜
【药性】辛，大热。有大毒。归脾、肝经。
【功效】外用攻毒杀虫，蚀疮去腐；内服祛痰平喘，截疟。
【产地】主产于江西、湖南、广东、贵州等地。

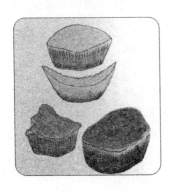

　　清朝有位名医叫叶天士，他生于医学世家，祖父叶时、父亲叶朝采都精通医术，尤其以治疗儿童闻名。叶天士 12 岁开始从父学医，14 岁时，他父亲死了，于是怀报失去亲人的痛苦，拜他父亲的门人朱某为老师，专学医术。叶天士聪慧过人，悟超象外，一点即通，尤其虚心好学，凡听到某位医生有专长，就向他行弟子礼，拜其为师。十年之内，换了十七个老师，他将各家所学融会贯通，因此医术突飞猛进，名声大振。

　　在他还没有成名时，他继承祖辈的业绩开设了一家中药铺，一边抓药一边行医。一天黄昏的时候，叶天士外出看病还没回来，他的妻子正准备关铺子回家，突然有位邻村的妇女急匆匆地走进药铺，慌张地对叶氏说："夫人，我丈夫肚子疼得厉害，疼得在地上打滚，额头上直冒冷汗啊！请你给我一些治肚子痛的药吧！"

　　"我丈夫外出看病去了，还没回来，我又不会看病，你看要不明天一大早过来吧！"叶氏回答道。

　　"夫人，你给我一点药吧！我丈夫痛得不行了，我担心会出人命的。"

　　叶氏见那村妇苦苦哀求，实在为难，她想到前几天有个病人也是肚子痛来店里看病，他看见丈夫从药柜最高层的抽屉里取出了一个红色的小瓶子，包了一包药给那个病人……于是，叶氏便依样画葫芦，包了一小包那种药给那村妇，叫她回家试试看，留下了她的姓名和住址，以便叶天士回家后去给村妇的丈夫看病。

　　晚上很晚的时候叶天士才回到家中，听妻子提起白天的事，叶天士一听，吓得出了一身的冷汗，连忙拉着妻子一同去药店。看过药后，叶天士连声说："糟了，糟了,可能会出人命的。这药是信石,就是我们平时说的砒霜!"妻子一听是砒霜当时就吓得哭了起来,妻子像是突然想到什么似的:"我们赶紧连夜逃走吧! 要是出了人命我们就麻烦了。"

叶天士摇了摇头说:"我是大夫,治病救人是我的职责,就算把人治死了,我也不能逃啊! 我要留下来承担自己应该承担的责任!"

叶天士说服了妻子之后,就按照那村妇留下的住址找到那家去了。那村妇一听来人是叶天士,连声道谢,原来她丈夫服了她买回来的药后,没过几个时辰,就开始呕吐,吐出了很多很多像蜈蚣一样的虫子,肚子痛就消失了。叶天士听完后,就给村妇的丈夫亲自诊治,发现原来他患的是虫积,砒霜有攻毒杀虫之效,而且妻子给的量很小,这才放心地离去。

正是由于叶天士有着这般高尚的医德以及后来对医学知识孜孜不倦的追求,才使得他成为中国医学发展史上贡献非常卓越的一位医学家。

砒霜外用有攻毒杀虫、蚀疮去腐作用,用于癣疮,瘰疬,牙疳,痔疮,溃疡腐肉不脱;内服能祛寒劫痰平喘,用于寒痰哮喘久治不愈之症。

知识延伸

药材分白砒与红砒,两者三氧化二砷的含量均在 96% 以上,但前者更纯,后者尚含有少量硫化砷等红色矿物质。药用以红砒为主。

以龙补龙话地龙

【药名】地龙
【药性】咸，寒。归肝、脾、膀胱经。
【功效】清热定经，通络，平喘，利尿。
【产地】"广地龙"主产于广东、广西、福建等地；"沪地龙"主产于上海一带。

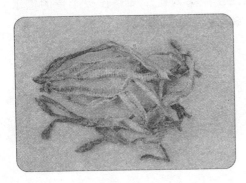

相传，宋朝皇帝赵匡胤登基后，因刚打下江山很多事都等着处理劳累过度，加上饮食起居毫无规律，便生病了，前后腰际间出了很多带状疱疹，疼痒难受。祸不单行的是，由于夜间看奏折，不小心患上风寒，多年的哮喘病又复发了。

一时间太医院的太医们急得团团转，大家都在商讨如何给皇上治病，有的人提议先治好哮喘再治带状疱疹，因为哮喘更危险；有的人则持相反意见，认为哮喘只要暂时得到控制就没问题，而带状疱疹如果不实时治疗恶化了就更难治愈了……就这样大家各抒己见，始终没有达成一致的看法。最后讨论无果，太医们便一会儿用些治哮喘的药，一会儿用些治带状疱疹的药，而且用药也都比较平和，担心过于峻猛有伤皇帝的身体，出了事谁都担当不起。

就这样赵匡胤一直处于生病状态，终于，有一天他大发雷霆，责罚太医如果再找不出好的治疗方法，就给他们所有的人治罪。太医们诚惶诚恐，这时有位太医说道："我的老父亲住在乡下，有一次我回去的时候，碰巧也遇到村里有个人患有带状疱疹兼哮喘，后来听说被一个当地的民间医生给治好了，不如我们请他进宫给皇上瞧瞧。"当即，就有人表示反对，因为这样一来岂不是太没面子了，显得太医院的医生太无能了，但大家绞尽脑汁，还是想不出良方。于是，决定向民间医生求助。

那位民间医生人称"活洞宾"，是一位专治皮肤病的专家。他察看太祖的患处，见太祖满腰布满大豆状的水泡，累累如患珠，认为自己有把握治愈。只见他打开自己带的药罐,从里面取出几条活生生的蚯蚓放入盘中,捣烂如泥,然后撒上蜂糖,使其溶成水液,接着把它分成两份,一份用棉花蘸些水液涂在太祖患处,太祖自觉有一股清凉之感泌人心脾。接着,另一杯他请皇上口服。宋太祖见此药既可外用又可内服,感到有些稀奇,便问:"这是什么药啊!可以内外两用?""活洞宾"怕说出蚯蚓激怒皇上,灵机一动,应答道:"陛下是真龙天子,民间草药怎么会有效呢?此药名为'地龙'取其以龙补龙之意。"太祖一听,龙颜大悦,于是,便一口服下了。

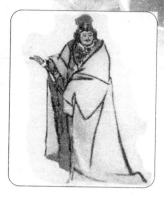

宋太祖赵匡胤画像

果然,经过几天的内服外涂之后,不仅疱疹痊愈,而且哮喘也止住了。御医看到蚯蚓的药性功效神奇无比,所以一致认为把蚯蚓美其名曰"地龙"也是当之无愧。从此"地龙"的名声大振,用地龙治病也逐渐传开了。

知识延伸

市售品分广地龙及土地龙两种。广地龙:全体呈扁片状。腹部已剖开,内脏已除去仅头端及尾端仍保持原来形状,全体弯曲不直。体背色棕红或灰红,腹部色较淡,体壁较厚。气腥,味微咸。以干燥、条大、肥壮、不碎、无泥者为佳。土地龙:呈弯曲的圆柱形。全体由许多环节构成,完整,腹部未剖开。口位于较尖的一端,肛门开口于钝圆的一端,质轻而脆,易折断,断面呈土色。气腥,味微咸。以身干、条大、不碎者为佳。

止痉镇痛洋金花

【药名】洋金花
【药性】辛，温。有毒。归肺、肝经。
【功效】平喘止咳，麻醉镇痛，止痉。
【产地】主产于江苏、浙江、福建、广东等地。

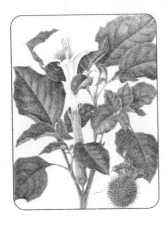

醉仙桃就是中药"曼陀罗"（又名"洋金花"）的种子。洋金花的种子为什么被叫做"醉仙桃"？这其中有一个美丽的故事。

相传在五代十国天下大乱时，有一名叫阿花的年轻女子生得十分俏丽，她不贪图荣华富贵和一个家贫如洗的男子结了婚，婚后两人恩恩爱爱，感情和睦。不料当时战乱纷争，朝廷点兵抓丁去抵抗入侵的军队。不巧的是，阿花的丈夫当时病重卧床不起，家中又没有钱充役。为了让丈夫养好病，勇敢的阿花把丈夫交给婆婆后，含泪女扮男装，替夫从军了。

在战场上，阿花勇敢善战，表现地比很多男儿都强，多次击败敌军，取得了不错的战绩。当战报传至朝廷时，天子大悦，屡屡提拔，很是器重她。时间一久，聪慧英俊的阿花被公主看中了，天子于是下旨把公主嫁给她。阿花无奈又不敢抗旨，心中想念病中的丈夫，又不能流露。

与公主成亲后，阿花整天提心吊胆，小心谨慎，尤其是晚上睡觉的时候，她都是和衣而睡。她在等待一个合适的机会向公主解释这一切。公主见驸马婚后一直像躲着自己似的，心里想不明白，而且很伤心。于是，公主进宫向皇后哭诉，告诉母亲自己的遭遇。皇后觉得事情很严重便奏明皇帝，皇帝急忙找来内侍询问原因。这样的事情大家怎么敢胡乱猜测呢！一个个站在那里大气不敢出，皇帝大声斥道："你们这群人简直是废物，一点用都没有！"

这时，有一个进宫多年的老内侍奏道："微臣倒有一计，可以试用。"

"快说来听听。"

　　"还请皇上在宫中设宴,邀请驸马,让微臣在旁边伺候。"皇帝同意了。这天晚上,皇帝便设宴邀请驸马和公主,酒桌上,老内侍将事先放了"曼陀罗"药粉的酒呈给驸马,驸马一连喝了好几杯,都没发觉有什么异样。

　　回府后,驸马便昏昏沉沉地睡着了。公主脱下驸马的衣服后才发现,原来驸马是个女人。第二天,驸马醒来后,见自己竟然脱了衣服睡觉,便知道自己身份泄露了,于是向公主坦白了所有的事情。后来,皇上和皇后得知后只好解散了这段姻缘。

　　后来皇帝问起内侍他那晚在驸马的酒中放的是什么药,怎么效果那样明显。内侍不敢告诉皇帝那药是曼陀罗,因为大家都知道它有毒。内侍怕皇帝误会他想毒害驸马,于是便说那药叫"醉仙桃",一听这么美丽的名字,皇帝便没再继续追问。从此,"醉仙桃"这药名便相传开来。

　　洋金花为麻醉镇咳平喘药,用于哮喘咳嗽,其他药乏效者用之。可散剂单用,或配烟叶制成卷烟吸入;用于心腹疼痛及风湿痹痛、跌打损伤等;用于癫痫及小孩慢惊风等;用于麻醉。

涩肠止泻罂粟壳

【药名】罂粟壳
【药性】酸、涩，平。有毒。归肺、大肠、肾经。
【功效】涩肠止泻，敛肺止咳，止痛。
【产地】原产于外国，中国部分地区的药物种植场有少量栽培药用。

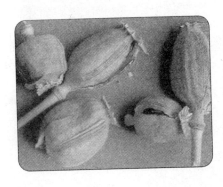

相传，唐太宗李世民还是秦王时，有一次带兵打仗，由于敌人新招纳了一员无人可敌的猛将，经过几个回合的较量，秦王不但没占到什么优势，且军中很多将士都不同程度地受伤了。一天晚上，在视察过各个军营后，李世民看到受伤的将士心里很难过，便独自一人走进军营后面的山林中，想着那么英勇善战的人才怎么没有被他发现，更重要的是，如何才能打败此人。正当他想得入神时，突然"嗖"的一声从侧面飞来一支箭，正好射中了他的左臂，李世民痛得叫了一声，抬头一看有一群敌方的人马在朝他而来。在这种孤立无援的情况下，李世民只能逃跑，由于不熟悉山里的地理环境加上左臂受伤，他不幸跌入了山谷。

当他清醒过来时，发现自己躺在一间小茅草屋里。一想到军中所有人都等着他回去，李世民便奋力挣扎着坐起来，刚一用力就觉得左臂撕心裂肺的痛。就在这时，一位白发苍苍的老人进了屋，忙说道："千万不要乱动，伤口有毒，我已经帮你清洗干净了，刚上了些药，一定要再好好休息几个时辰，否则伤口再次裂开那可就麻烦了。"李世民一听是这位老人救了自己，连忙道谢。

老人说："治病救人是我职责，今天无意间救了你也算是有缘，你好好休息一下，我做了点吃的给你。"李世民看着老人端过来的除了一些家常饭菜外，还有一个碗里面盛着一些比米粒稍小些的东西，再次谢过老人后，便吃了起来。那东西刚一入口，就觉得满口余香油甜，霎时间通肠荡腑，隐约感觉到左臂的伤口也没有之前那么痛了。老人又拿出自己酿的老酒，请秦王喝，李世民没有推脱，一阵畅饮，最后晕晕乎乎地就睡着了。

当他再次醒过来时已是第二天的下午了，老人家就坐在他的身旁。见他醒过来，笑着说道："秦王陛下，你的伤口渐渐愈合了，再过几天就会完全好的，你可以走了，去完成你的宏图霸业吧！"李世民很惊讶，"老人家你怎么知道我是秦王？""我救你回来时就觉得你气宇轩昂，与众不同，一副帝王之相，后来又无意间看见你腰间所佩戴的玉佩，便知道你应该就是当今深得人心的秦王。"老人家如此说道。李世民感激地对老人说："老人家的救命之恩我现在无以回报，等我完成任务后一定来当面重谢老人家。"老人家语重心长地对秦王说："倘若有一天你真的当了皇帝，希望你能了解民情、体恤百姓，那就是对我最好的回报了。"李世民听了频频点头。

在李世民离开之前老人给了他很多他吃过的那种像小米一样的东西，并告诉他那是罂粟子，具有很好的止痛效果，行军打仗一定用得着。后来，李世民当了皇帝后不忘旧恩，带着厚礼亲自前往致谢。谁知进了山后，发现茅屋依然如故，但老人却不在了。为了表达自己对老人家的无限感激，李世民便传下口谕，封罂粟子为"御米"，后人又把其壳叫做"御米壳"。

罂粟壳味酸涩，能涩肠止泻，适用于久泻久痢而无邪滞者，可单用醋炒煎服，或与诃子、乌梅等同用；有较强的敛肺止咳作用，适用于肺虚久咳不止之症，可单用蜜炙研末冲服，或配乌梅同用；有良好止痛作用，用于胃痛、腹痛及筋骨疼痛。实验研究发现罂粟壳有镇痛、镇咳和起止泻作用。临床报导见治疗慢性肠胃炎、治疗小孩腹泻、治疗突发性耳聋、治疗冻伤、烧伤、治疗肝癌疼痛。

知识延伸

在古埃及，罂粟被人称之为"神花"。古希腊人为了表示对罂粟的赞美，让执掌农业的司谷女神手拿一枝罂粟花。茎干及叶含少量生物碱，成熟枯干后切成烟草吸食；未成熟蒴果割裂取其乳汁，干燥凝固成鸦片后以附烟袋锅之长管抽吸，割裂蒴果成熟后乳汁自行凝固于果壳成为鸦片之原体。罂粟是提取毒品海洛因的主要毒品源植物，长期应用容易成瘾，慢性中毒，严重危害身体，成为民间常说的"鸦片鬼"，严重的还会因呼吸困难而送命。它和大麻、古柯并称为三大毒品植物。所以，政府对罂粟种植严加控制，除药用科研外，一律禁植。

泻热通便玄明粉

【药名】玄明粉
【药性】咸、苦，寒。归胃、大肠经。
【功效】泻下攻积，润燥软坚，清热解毒。
【产地】主产于河南、河北、山东、江苏、安徽等地。

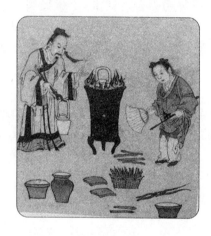

张从正，字子和，号戴人，是金元著名的医学四大家之一，金朝睢州考城人。他出身于医学世家，从小就酷爱读书，尤其喜欢作诗，性格豪放，不拘小节。不仅以高超的医术闻名于世，更因为他极力矫正当时的世医好用温补的弊端，创立了以"攻邪论"为中心的新理论，为后来"金元医学"的繁荣和发展做出了一定的贡献。值得一提的是，他十分注重中医的"情志疗法"。

相传，有一位姓周的商人，因为参加聚会，喝多了，不能回家，主人便吩咐佣人把他扶到后面厢房中休息。半夜的时候，姓周的商人迷迷糊糊醒了过来，顿时觉得口渴难忍，便起床开门，出去找水喝。他跌跌撞撞地走到了马厩边，低头一看槽内有水，想都没想，就捧着槽内的水大口大口地喝了起来，然后晕晕乎乎地回去继续倒头大睡。

第二天，他与主人告辞后，到马厩里准备牵马回家。看见马厩里的水，他模模糊糊地记得自己昨晚好像喝过那些水，仔细一看，惊恐不已，原来槽水中有不少小红虫在游动。回到家中后，他疑虑不安，老是觉得腹中有小虫子钻来钻去，隐隐作痛，渐渐地不能正常吃饭了，一吃饭就吐，想吃就是吃不下。家人很着急，找了医生来看病，但来的医生都查不出病因，就随便开了些调整食欲的药，久而久之，姓周的商人身体越来越虚弱，最后竟卧床不起。

家人访遍了家乡的医生，都没办法。张从正从一个朋友哪里听说了此事之后，便想上门去瞧瞧。第二天，张从正便去了周家。周家人一听是赫赫有名的张医生，顿时看到了希望。张从正问清楚他得病的前前后后,详细地诊查后,感到十分的诧异,他回去后,查遍了家中的数以千计的医书,但没有发现有红虫致病的医案记载。沉思了很久,张从中决定使用安慰剂,用情志疗法,使姓周的商人消除心中的疑虑,达到治病的效果。

次日,他又去了周家一趟,对姓周的商人说:"你的病确实由水中的红虫所引起,但你不要紧张,我有办法治好。"一家人听了这番话,感激不尽。

张从正回到家中,找出一条红丝线,剪成虫子的长短,用面糊裹着,做了三颗,送到病人家。并嘱咐用玄明粉三钱送药丸。周姓商人服用药丸一个时辰之后,只觉得腹中咕噜咕噜作响,欲解大便。张从正叫他便在刷洗干净的马桶中,便完以后,叫他自己观看。只见腹中便出的秽物之中有许多小红虫,周姓商人一见,激动不已,疑虑顿时都消散了,腹痛也仿佛没了。随后,张从正又嘱咐病人吃一碗热粥,再用其他的汤药调理一段时间病便好了。

玄明粉咸苦寒,其性降泄,有较强的泻热通便,润下软坚,荡涤肠胃作用。适用于肠胃实热积滞,大便燥结,谵语发狂等症;外用有清热消肿作用,用于咽痛、口疮、目赤及痈疮肿痛。实验研究发现用于一般外科感染、用于常见肛肠病、治疗骨伤肿胀、治疗消化性溃疡。

知识延伸

性状鉴别:本品为细的粉末。白色,无光泽。不透明。质疏松。无臭,味咸。有引湿性。以粉细、色白、干燥者为佳。

消肿定痛马钱子

【药名】马钱子
【药性】苦，寒。有大毒。归肝、脾经。
【功效】散结消肿，通络止痛。
【产地】主产于云南、海南、广东等地。

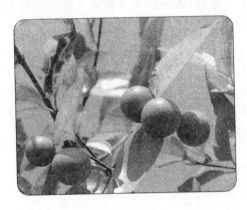

马钱子是一味有大毒的中药，传说南唐末代皇帝李煜就是被马钱子毒死的。

李煜他是南唐中主的第六个儿子，历史上称他为李后主。在政治上，李煜没有别的帝王那样的豪气和一统天下的壮志，所以对于军事不感兴趣，即使有将领提出来，他也是极力压制。南都留守林仁肇说，他愿意领兵几万人北上，收复旧地。林仁肇还为李煜拟好了开脱的理由：他起兵的时候，李煜就向外发消息说林仁肇叛变，让宋朝廷知道，以后假如事成得利的是国家，如果失败就杀他全家，李煜不必承担任何责任。就是这样已经为李煜想好托词的计划，他也没有同意，只知念佛、填词、醉生梦死，静候亡期的到来。

北方的后周他不敢与之交战，就连东边比较弱的吴越他也不敢碰，沿江巡检卢绛曾经对他说："吴越是我们的仇敌，将来肯定会和宋朝一道攻击我们，做其帮凶，我们应当先下手灭掉他，免去后患。"李煜却说："吴越是北方大朝的附庸，怎么能轻举妄动，发兵攻击呢？"卢绛说："臣请陛下以属地反叛为名先予以声讨，然后向吴越乞求援兵，等他们的援兵到了，陛下就发兵阻挡，臣再领兵悄然前去偷袭，就能一举灭掉吴越。"

李煜根本就听不进去。文武大臣们也只好随他一起等着北宋军队来收拾南唐了。终于有一天李煜按照标准的国君投降礼仪，光着膀子，高举降表，并且带着四、五十个南唐高级臣子来到宫外向宋军投降了，失去江山，成为阶下囚。但李煜却是一个很有才华的词人,他很有情趣,也注重豪华的排场,书法、绘画和文章都很出色总之,他是一个优秀的文人。

当了囚徒后,李煜的生活发生了天翻地覆的变化,虽然吃喝不愁,但身份毕竟不同了,也不能随心所欲地生活和享乐了,再加上亡国之痛,所以很多时候他都很郁闷。在那年七夕的晚上,因为心情郁闷,李煜作了一首词"春花秋月何时了,往事知多少!小楼昨夜又东风,故国不堪回首月明中。雕栏玉砌应尤在,只是朱颜改。问君能有几多愁?恰似一江春水向东流。"作完后在自己软禁处设宴,并且让歌妓奏乐,声音很大,外面都能听到,有人将此词报告给了宋太宗,宋太宗非常恼怒,又听说李煜的

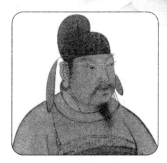

南唐后主李煜画像

词中有"小楼昨夜又东风"和"一江春水向东流",更是生气,当晚就让人给李煜送去了毒药。传说李煜当晚服下的毒药就是马钱子。

马钱子散结消肿定痛,用于跌打损伤,痈疽肿痛等;有较强的开通经络,透达关节而止痛的作用,用于风湿顽痹,麻木瘫痪等;又近代临床以本品治重症肌无力。

软坚消骨威灵仙

【药名】威灵仙

【药性】辛、咸，温。归膀胱经。

【功效】祛风湿，通络止痛，消骨鲠。

【产地】为毛茛科植物威灵仙、棉团铁线莲或东北铁线莲的干燥根及根茎。前一种主产于江苏、安徽、浙江等地，应用较广；后两种部分地区应用。

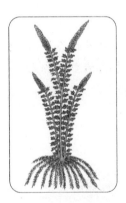

从前有座山，山上有座寺，寺名叫做"威灵寺"，香火一般。但是由于寺里的老和尚能识药看病，所以一传十、十传百，小寺庙的名声越来越大。老和尚最擅长治疗的是风湿痹痛、骨刺卡喉的病症。由于长年累月在风雨之中劳作，不少人都或多或少地患有风湿痹痛；一些人喜欢吃山里的动物和鱼，被骨刺卡住喉咙的事情也常有。因此，老和尚的"生意"一直都不错。

虽然身为出家人，可是老和尚却十分狡诈。为了能给寺里增添香火，他想出了一个好办法。每次病人进寺求治时，他都不直接给病人看病抓药，而是在佛祖面前故意糊弄人。首先，在佛像面前点上几炷香，烧上几张纸钱，念上几句经，然后抓起一把香灰，将它撒在一碗水里，告诉病人这是他向佛祖求过福的圣水，喝下去之后就能药到病除。说来也奇怪，只要病人喝过"圣水"，所患之病就真的好了。如此一来大家都把老和尚当神仙了，还赠与他"赛神仙"的美誉。其实，大家都被老和尚骗了，在他那撒香灰的碗里盛着的可不是普通的白开水，而是事先煎好的药汤。这件事只有给老和尚采药、煎药的小和尚最清楚。

这个小和尚十分辛苦，每天除了在密室制药外，还得烧火、做饭、打扫院子、做许多零活儿。就这样，老和尚还不满意，经常打骂小和尚。小和尚觉得很委屈，就想出一个捉弄老和尚的办法：当老和尚再叫他煎药汤的时候，就故意换上些根本不治病的野草。

这天,有个猎人的孩子被骨头渣子卡住喉咙了。猎人抱着儿子来求佛。"赛神仙"像往常一样,又烧香又念经,嘴里还念念有词。念完之后,他就把香灰化在准备好的药汤里,让小孩喝下去。

如果是以前,病人把这碗香水喝下后,卡在喉咙中的碎骨头就会变软,很快就没事了。可是这一次,香灰水不灵了,碎骨头渣子依然梗在小孩的喉咙里,憋得那孩子脸色发紫、哭不出声。一时之间老和尚也弄不明白自己屡试不爽的方法今天怎么会失灵了呢?猎人只好失望地抱着儿子走出大殿。小和尚十分可怜那个孩子,他悄悄从后门追出来说:"大叔,你不要难过,我有办法治好这病!"说完小和尚便端来一碗药汤,给小孩灌下去,还真是药到病除,碎骨头化了,猎人连声感谢。

自从这天起,"赛神仙"的香灰水再也不能治病了。头几回,"赛神仙"还能拿"病人心不诚,佛爷不来"之类的话搪塞敷衍。日子一久,人们就知道他的香灰水不管用,有病也不找他。威灵寺的香火日渐稀少。不过,求小和尚治病的人越来越多。山里的人都传说:威灵寺前门的香灰水不治病,后门的药汤治病。当老和尚得知是小徒弟从中捣鬼后,气得病倒在床,最后竟一命呜呼了。

从此以后,小和尚就成了威灵寺的主持。他大种这种药草,分文不取,送给病人。这种药草小叶、秋天开白花。小和尚光知道怎么种药、煎药,就是不知这药草的名字。后来,由于人们常到威灵寺来向小和尚求这种药草,效果又如此灵验,所以大伙就叫它"威灵仙"了。

威灵仙辛散温通,性猛善走,通行十二经脉,既能祛风湿,又能通经止痹痛,凡风湿痹痛,麻木不仁,无论上下皆可用,为风湿痹痛要药;味咸,有软坚消骨鲠作用,用于诸骨哽咽。

知识延伸

威灵仙使用不当,会发生急性中毒,主要中毒症状为:胸闷气短、皮肤发红、瘙痒、恶心呕吐、腹痛泄泻等。为避免中毒,从小剂量开始,用甘草、绿豆水煎服,对威灵仙中毒有较好的解救作用。